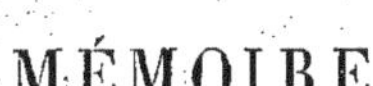

MÉMOIRE

SUR

L'EXTRACTION LINÉAIRE EXTERNE

SIMPLE ET COMBINÉE

DE LA CATARACTE

PRÉSENTÉ A L'ACADÉMIE DES SCIENCES LE 12 OCTOBRE 1874

PAR LE DOCTEUR

RAPHAËL CASTORANI

Professeur d'ophtalmologie à l'université de Naples,
Membre de l'Académie de médecine et de chirurgie de Naples,
Membre de la Société médicale du Panthéon,
Membre correspondant de la Société de médecine de Marseille,
des Sociétés de Cherbourg et de Florence,
Membre correspondant de l'Académie de médecine de Milan,
Chevalier de l'ordre des Saints Maurice et Lazare, etc.

PARIS
LIBRAIRIE MÉDICALE DE GERMER BAILLIÈRE
17, RUE DE L'ÉCOLE-DE-MÉDECINE, 17

1874

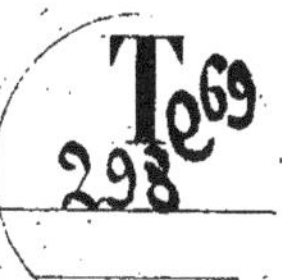

MÉMOIRE

SUR

L'EXTRACTION LINÉAIRE EXTERNE

SIMPLE ET COMBINÉE

DE LA CATARACTE

PARIS. — IMPRIMERIE DE E. MARTINET, RUE MIGNON, 2

MÉMOIRE

SUR

L'EXTRACTION LINÉAIRE EXTERNE

SIMPLE ET COMBINÉE

DE LA CATARACTE

PRÉSENTÉ A L'ACADÉMIE DES SCIENCES LE 12 OCTOBRE 1874

PAR LE DOCTEUR

RAPHAËL CASTORANI

Professeur d'ophtalmologie à l'université de Naples,
Membre de l'Académie de médecine et de chirurgie de Naples,
Membre de la Société médicale du Panthéon,
Membre correspondant de la Société de médecine de Marseille,
des Sociétés de Cherbourg et de Florence,
Membre correspondant de l'Académie de médecine de Milan,
Chevalier de l'ordre des Saints Maurice et Lazare, etc.

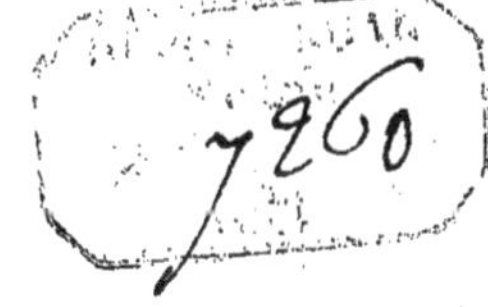

PARIS
LIBRAIRIE MÉDICALE DE GERMER BAILLIÈRE
17, RUE DE L'ÉCOLE-DE-MÉDECINE, 17

1874

MÉMOIRE

SUR

L'EXTRACTION LINÉAIRE EXTERNE

SIMPLE ET COMBINÉE

DE LA CATARACTE

En 1858, tout en étudiant les causes des affections de la cornée, dites *Kératites*, nous avons démontré que les diverses affections de la susdite membrane, désignées sous la dénomination commune de *Kératite suppurative*, sont produites par la pénétration dans la cornée des sécrétions anormales de la conjonctive, non-seulement lorsque l'inflammation de cette membrane est primitive, mais encore quand elle est consécutive à celle des autres membranes de l'œil : cette pénétration a pour effet de ramollir la cornée et de la rendre opaque.

En outre, nous avons démontré que, lorsque la cornée est vasculaire, les vaisseaux n'en altèrent nullement les tissus; mais que le ramollissement et l'opacité, quand ils existent, sont toujours l'effet de l'imbibition (1).

Nous avons fait voir aussi que l'ulcère de la cornée est

(1) Voyez mon *Mémoire sur les causes des affections de la cornée, dites kératites*, présenté à l'Académie des sciences le 3 janvier 1859.

occasionné par le frottement des paupières et par l'écoulement des sécrétions anormales et des larmes sur la partie de la membrane devenue molle et opaque.

Enfin, nous avons appelé la *Kératite suppurative*, *Ramollissement* de la cornée ; la *Kératite ulcéreuse*, *Abrasion* de la cornée ; et la *Kératite vasculaire*, *Vascularisation* de la cornée.

Pendant que j'étudiais les causes des affections de la cornée, dites *Kératites*, j'observai que l'imbibition de la cornée se faisait plus souvent : 1° à la partie inférieure de la cornée ; 2° à sa partie inférieure et interne ; 3° à sa partie supérieure ; 4° rarement à sa partie externe. J'eus alors l'idée d'en extraire la cataracte, et je fis les premiers essais sur les lapins, pratiquant la ponction de la cornée avec un couteau lancéolaire droit, assez large, fabriqué par M. Lüer ; mais, comme je devais continuer les études sur les causes des affections de la cornée, dites *Kératites*, j'abandonnai les expériences que j'avais commencées, expériences ayant pour objet l'extraction linéaire externe.

En 1865, on me présenta, à Naples, un malade, dont je parlerai dans les *Observations*. Ce malade était affecté d'une cataracte lenticulaire dure aux deux yeux, qui étaient très-saillants : ce fut là le motif qui m'empêcha de procéder à l'extraction au lambeau supérieur et, à plus forte raison, à l'abaissement ou réclinaison ; car, dans le premier cas, je craignais que les yeux n'eussent pu se vider, et, dans l'autre, les membranes internes auraient pu s'enflammer par le contact avec un corps étranger. Pendant que j'hésitais, ne sachant quel parti prendre, je me rappelai l'extraction linéaire externe, dont j'avais commencé les expériences en 1858. J'en fis alors l'application au susdit malade, pratiquant l'opération en trois temps, c'est-à-dire dans le premier je pratiquai l'ouverture de la cornée avec un couteau ordinaire à cataracte; dans le deuxième, j'ouvris la capsule, et, dans le troisième, la cataracte sortit. Le résultat fut très-satisfaisant.

Ayant obtenu ce premier succès, nous avons opéré de la même manière plusieurs malades pendant la première année. Dans les années suivantes, nous avons supprimé la dilacération de la capsule, faisant l'extraction de la cataracte avec la capsule. Dans ces derniers temps, nous avons ajouté l'*iridectomie* pour obtenir un succès meilleur et pour faciliter le procédé opératoire.

Je ne dilate pas la pupille avant d'opérer, et j'en dirai plus tard la raison. Seulement, je recommande au malade de se purger deux jours avant l'opération.

J'ai tâché de donner une forme coudée à tous les instruments nécessaires à l'opération : ainsi ils s'appliquent mieux aux convexités du visage, et l'on peut les tenir facilement dans la direction horizontale. — Voici quels ils sont :

1° Deux élévateurs, comme dans la figure 1. L'œil est

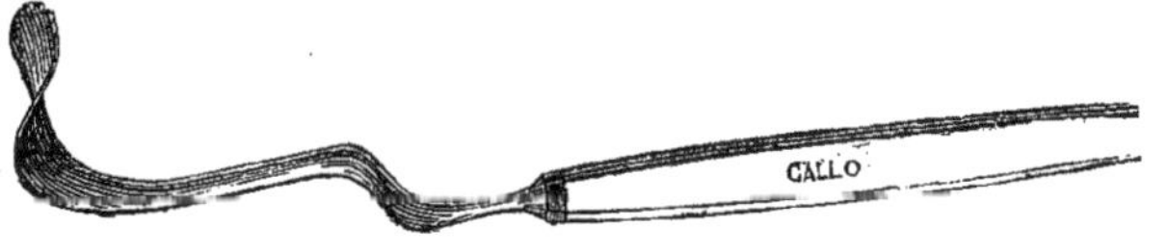

FIG. 1.

bien mis à découvert, parce que les paupières sont repoussées en arrière à cause de la forme coudée des instruments.

2° Une pince pour fixer l'œil, comme dans la figure 2. Elle est très-facile à être maniée. Si l'on fixe l'œil près de la cornée, dans la direction du muscle droit inférieur, on peut la tenir verticalement; et si on le fixe au côté interne, dans la direction du muscle droit interne, on peut tenir la pince appuyée sur le nez. Je me suis servi parfois de mon fixateur, que j'ai modifié dans ces derniers temps : le fabricant, M. Gallo de Naples, d'après mes indications, a

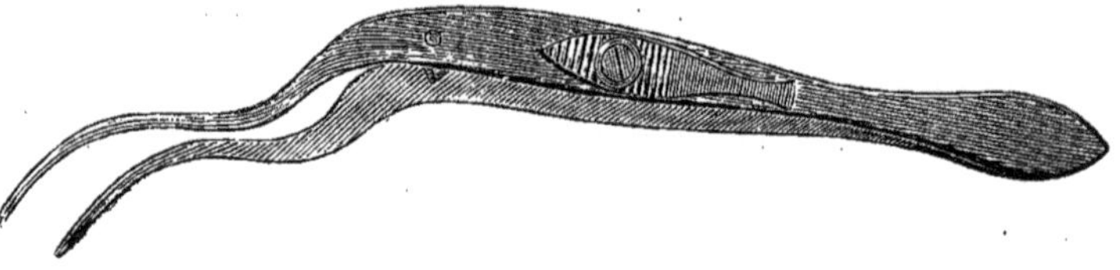

Fig. 2.

allongé un peu la pince pour fixer l'œil et l'a rendue un peu plus forte ; il a donné aux élévateurs une forme coudée, comme aux élévateurs 1. Le susdit fixateur est représenté par la figure 3. Il faut avouer cependant que, comme il est fait pour servir dans la *kératotomie supérieure*, dans l'extraction linéaire externe il présente quelques

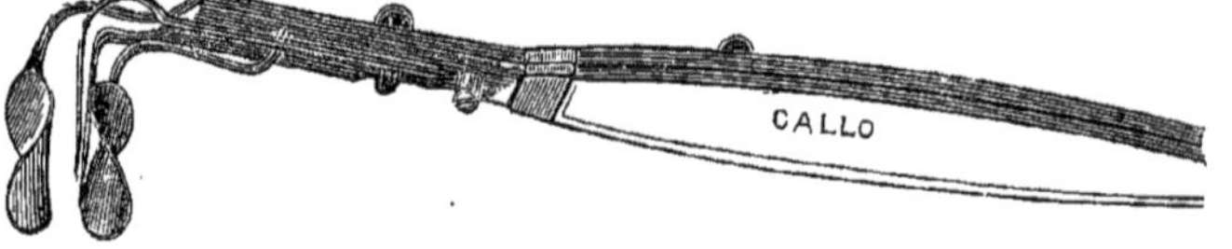

Fig. 3.

difficultés. Je me propose donc d'en faire un autre pour m'en servir dans mon procédé.

3° Un kératotome qui offre une longueur de 34 millimètres et une largeur de 11 millimètres et demi à la base et de 8 au milieu, comme dans la figure 4. Le kératotome dont nous parlons est courbe légèrement, comme aussi le trancnant, et sa face courbe est tournée contre l'iris pendant l'acte d'opération. Le signe noir qu'on aperçoit sur le manche du couteau annonce la face courbe. Il y a un

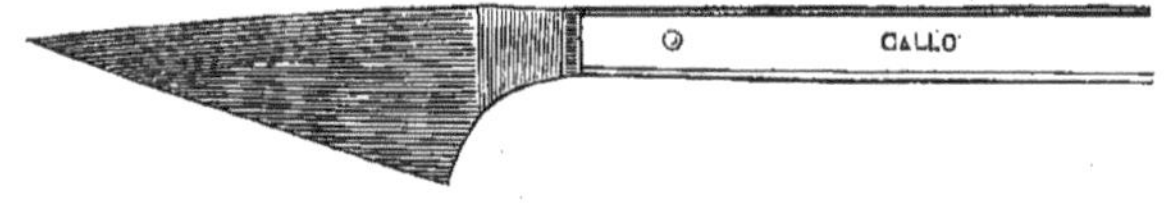

Fig. 4.

deuxième couteau à cataracte qui, outre qu'il est courbe comme l'autre, présente le manche coudé, comme dans la figure 5. On se sert quelquefois de ce couteau pour opérer sur des yeux qui sont enfoncés, cachés dans l'orbite.

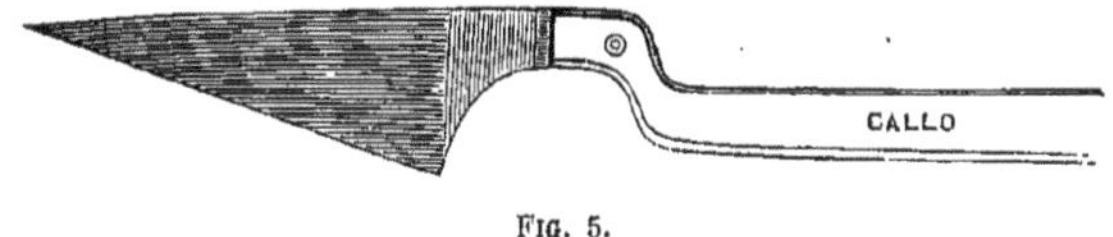

Fig. 5.

4° Une pince courbe à pupille artificielle, et une autre droite coudée, comme dans les figures 6 et 7.

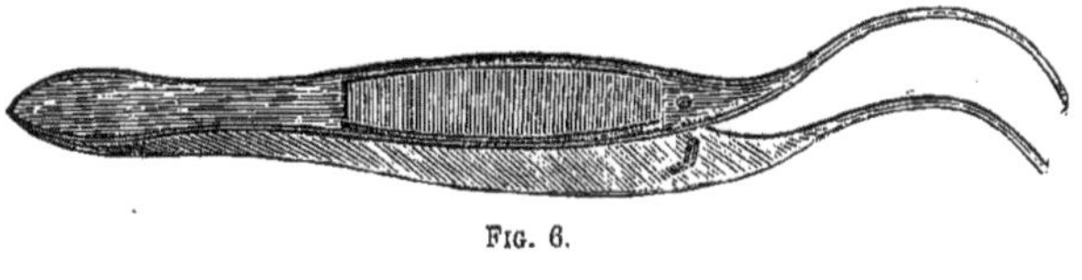

Fig. 6.

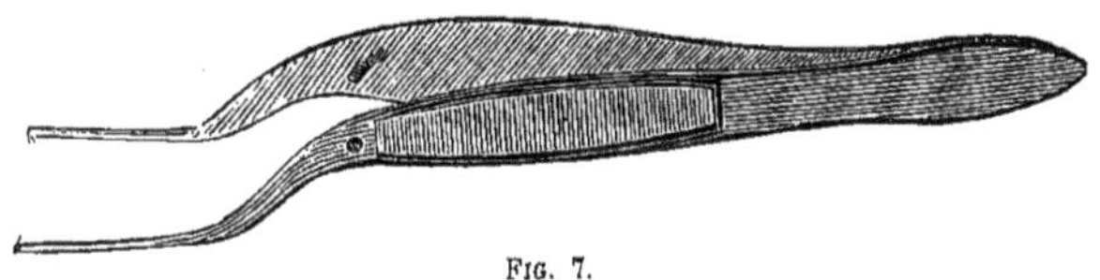

Fig. 7.

5° Une paire de ciseaux courbes sur le plat, et une paire droite comme dans les figures 8 et 9.

6° Une curette en argent, coudée aussi, comme dans la figure 10. Le rebord de cette curette est tourné légèrement

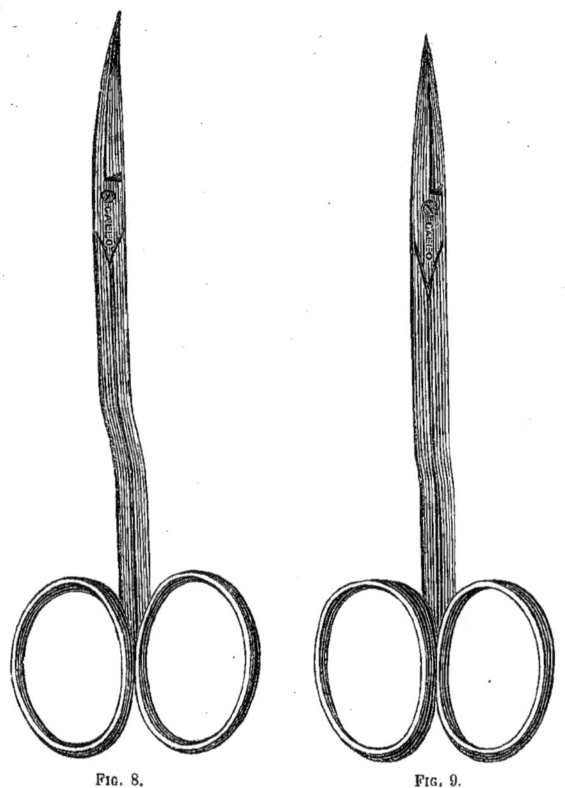

Fig. 8. Fig. 9.

en dedans pour mieux retenir la cataracte dans sa concavité.

Tous ces instruments ont été modifiés, d'après mes indications, par le même fabricant, M. Gallo de Naples.

L'opération est pratiquée en trois temps si l'on fait l'iridectomie, et elle porte le nom d'*extraction linéaire externe combinée :* sans l'iridectomie, il va sans dire qu'on l'appelle *extraction linéaire simple*.

Le malade n'est pas couché sur le lit, mais assis sur une

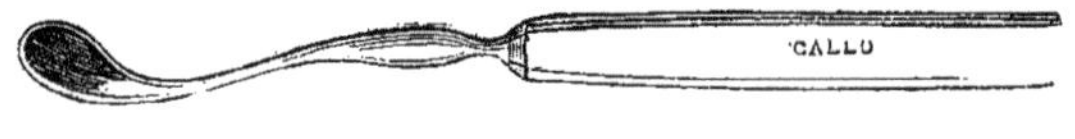

Fig. 10.

chaise basse, placée obliquement près d'une fenêtre. L'opérateur et l'aide sont placés comme d'ordinaire.

OPÉRATION SUR L'OEIL GAUCHE.

L'aide, placé derrière le malade, écarte les paupières par les élévateurs pleins et coudés, ou avec les doigts. L'opérateur, après avoir invité le malade à regarder en dehors, fixe l'œil en dedans près de la périphérie de la cornée, dans la direction du muscle droit interne. On peut aussi fixer l'œil au côté inférieur, dans la direction du muscle droit, après l'avoir fait regarder en haut. Dans ce dernier cas, on a l'avantage d'attirer l'œil en bas, et si l'on a fixé l'œil au côté interne, il est bien à découvert au côté opposé. L'opérateur tient la pince à fixation avec la main gauche, et avec la main droite il tient le kératotome. Ces dispositions une fois prises, l'opérateur, après avoir donné au couteau une direction oblique de haut en bas et de dehors en dedans, pénètre, parallèlement à l'iris, dans la chambre antérieure par la sclérotique, à 1 millimètre loin de l'insertion de cette membrane avec la cornée. On fait la ponction dans un point de la sclérotique qui est dans la direction du quart supérieur et externe de la cornée, et l'on pousse la pointe du couteau jusqu'au quart inférieur et interne de la périphérie de la chambre antérieure, comme dans la figure 11. Alors l'opérateur, en retirant le couteau, exerce un mouvement de rotation de haut en bas et de dehors en dedans, et, par ce mouvement, il coupe la sclérotique jusqu'au point de sa partie inférieure qui correspond au méridien vertical de la cornée. On peut aussi pratiquer,

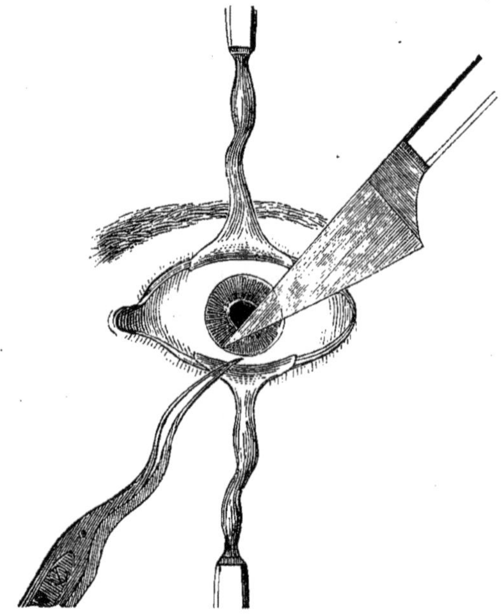

Fig. 11.

dans les mêmes proportions, l'ouverture à la périphérie de la cornée.

Le kératotome, quand il est près de sortir de la chambre antérieure, présente la pointe tournée en haut et en dedans, et le manche tourné en bas et en dehors, comme dans la figure 12.

Dans le deuxième temps de l'opération, tout en continuant à tenir l'œil fixe et les paupières écartées, on pénètre avec

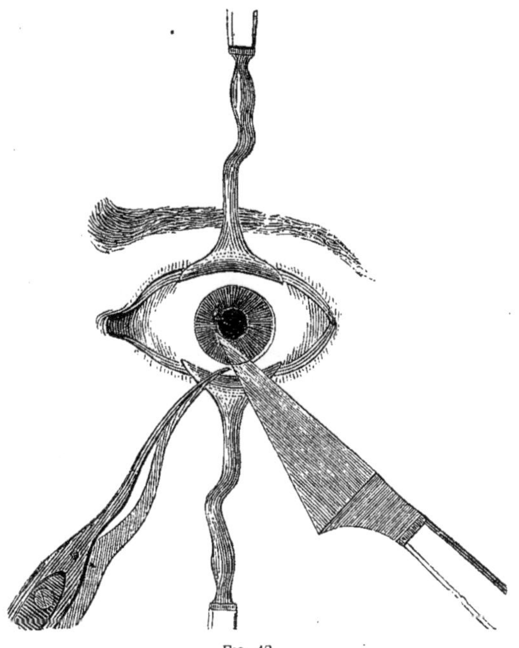

Fig. 12.

les pinces dans la chambre antérieure pour saisir l'iris et l'exciser, comme dans la figure 13.

Dans le troisième temps, l'opérateur quitte les pinces à pupille artificielle et saisit la curette pour la porter contre la face postérieure de la cataracte. Il introduit la curette entre les lèvres de la plaie, après avoir donné à l'instrument une position un peu oblique de haut en bas, de dehors en dedans et d'avant en arrière. Dès qu'on est là, on exerce avec le dos de la curette une légère pression sur la périphérie de la cataracte, qui se luxe partiellement. La curette

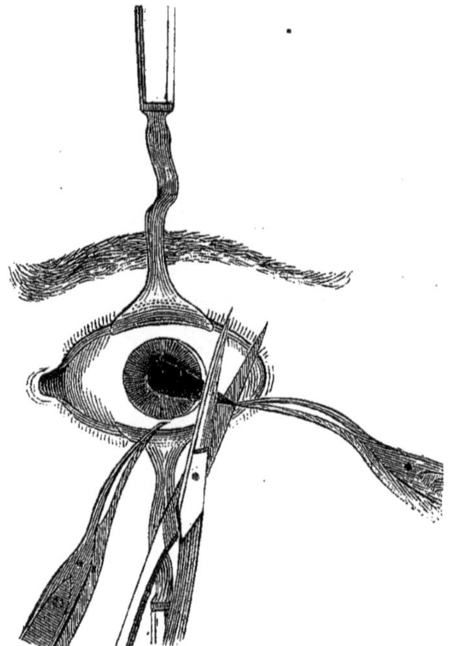

Fig. 13.

alors pénètre facilement dans l'ouverture faite par la luxation partielle du cristallin opaque, et va se placer derrière la cataracte. A ce moment, l'instrument quitte la position un peu oblique et prend la direction horizontale, et, dans cet état, il est poussé jusque près du bord interne du cristallin, qui alors se trouve bien placé dans la concavité de l'instrument. L'opérateur enfin extrait la cataracte avec la capsule, après avoir porté légèrement le manche de la curette en arrière, comme dans la figure 14. La figure 15 représente l'opération terminée.

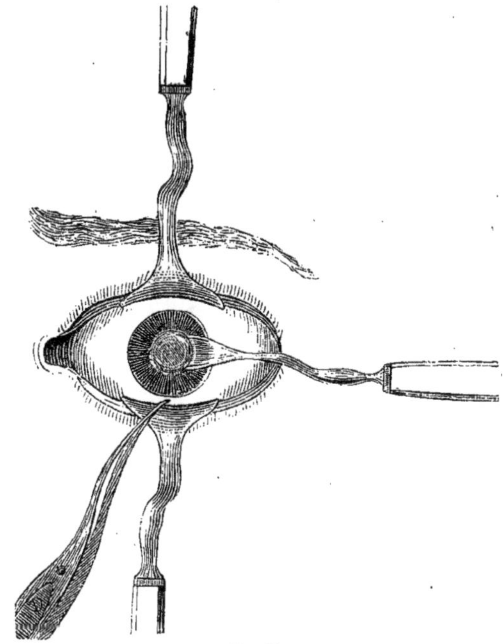

Fig. 14.

Œil droit. — On l'opère avec la main gauche et de la même manière que l'œil gauche.

Si l'œil est plus ou moins saillant et que les paupières s'écartent largement, nous préférons opérer sans le secours d'un aide pour ne pas comprimer du tout le globe de l'œil, ce que je fais de la manière suivante :

Œil droit. — Le malade est assis sur une chaise basse près d'une fenêtre. L'opérateur se place derrière le patient et l'invite à porter un peu l'œil en haut et en dedans; il élève la paupière supérieure avec l'extrémité palmaire de l'index de la main gauche, tandis qu'il abaisse l'inférieure avec celle du médium. En même temps qu'on écarte les paupières, on fixe l'œil par une légère pression des doigts. On saisit le couteau avec les premiers trois doigts de la main droite et, ayant donné à l'instrument une direction

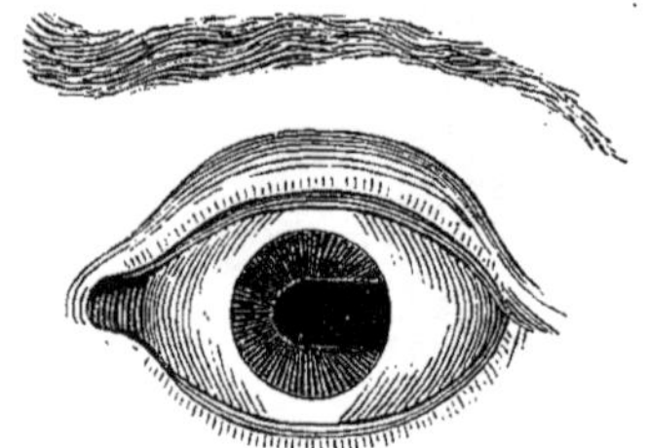

Fig. 15.

oblique de bas en haut et de dehors en dedans, on pénètre dans la chambre antérieure. On fait la ponction dans la sclérotique à 1 millimètre de son insertion, et au point qui correspond au quart inférieur et externe de la cornée. On pousse le couteau jusqu'au quart supérienr et interne de la périphérie de la chambre antérieure. Cela fait, l'opérateur, en retirant le couteau, exécute un mouvement de rotation de bas en haut et de dehors en dedans jusqu'à ce que la sclérotique soit coupée à l'endroit qui correspond au méridien vertical de la cornée. Quand le kératotome est près de sortir de la chambre antérieure, il présente la pointe tournée en bas et en dedans, tandis que le manche se présente tourné en haut et en dehors. On peut faire, dans les mêmes proportions, la même ouverture à la périphérie de la cornée.

Œil gauche. — Je saisis le couteau aussi de la main droite et, de la main gauche, j'écarte les paupières et je fixe l'œil. Nous pénétrons cependant dans la chambre antérieure par le point de la sclérotique qui correspond au quart supérieur et externe de la cornée, comme dans l'opération qui a lieu avec le secours de l'aide.

Dans les deuxième et troisième temps de l'opération, nous continuons à nous tenir placé derrière le malade, et nous faisons les mêmes mouvements que pour l'extraction avec le secours de l'aide.

Le traitement est très-simple : l'œil est tenu fermé avec une bandelette de taffetas noir, qui est large de 4 millimètres et longue de 11 centimètres. La susdite bandelette tombe verticalement au milieu des paupières, se termine au front par son extrémité supérieure et à la joue par son extrémité inférieure. Pour mieux fixer la bandelette de taffetas, on en place deux ou trois sur la paupière supérieure, dans la direction horizontale et à une ligne et demie ou deux au-dessous du sourcil. Sur la paupière inférieure on en place une dans le même sens et tout près du bord libre. Ces bandelettes, qui sont placées transversalement aux paupières, sont larges de 3 millimètres et longues de 4 centimètres.

Le malade est couché au lit comme d'ordinaire; il boit l'orangeade et prend deux, trois bouillons froids par jour, suivant les individus.

Maintenant que nous avons exposé le procédé opératoire,

nous croyons nécessaire d'indiquer quels sont les avantages et les inconvénients de l'extraction linéaire externe.

AVANTAGES.

1° *Réunion des lèvres de la plaie dans la même journée de l'opération.* — Par la coupe linéaire, les lèvres de la plaie se réunissent et adhèrent l'une à l'autre facilement dans la même journée; seulement il est nécessaire que les paupières soient fermées par une souple bandelette de taffetas, comme nous l'avons indiqué. D'ordinaire, après trois jours, la cicatrisation de la cornée ou de la sclérotique est complète, et le malade alors quitte le lit sans n'avoir plus aucun appareil. Il continue cependant à garder la chambre et à tenir les yeux fermés. Vers le huitième jour, il met des conserves et commence à être en rapport avec un demi-jour.

2° *Lèvres de la plaie qui ne se luxent pas, à cause du siége de l'incision et de la disposition des paupières.* — Nous avons déjà dit que les lèvres de la plaie se réunissent plus facilement, parce qu'elles sont linéaires; mais nous devons ajouter qu'on trouve la plus forte raison de cette réunion dans le siége de l'incision. Cette incision est externe et, dans ce cas, les paupières aident principalement à la réunion. La paupière supérieure, en effet, fait pression de haut en bas et l'inférieure de bas en haut.

3° *Facilité d'exécuter l'incision au côté externe de la cornée ou de la sclérotique.* — Quand les yeux sont cachés dans l'orbite, la saillie osseuse au côté externe est toujours moins prononcée que dans les autres régions. Dans tous les cas, s'il y avait difficulté à opérer au côté externe, cette difficulté serait toujours moindre qu'au côté supérieur et inférieur.

4° *Après l'opération de la cataracte, il n'y a pas de cataracte secondaire.* — La cataracte, comme nous l'avons dit, sort avec la capsule, soit que celle-ci ait été entamée ou qu'elle ne l'ait pas été. Dans le cas où quelques couches de substance corticale se seraient détachées et seraient restées dans l'œil, on les extrairait avec la curette. Je ferais observer, comme on l'a déjà dit, qu'après l'extraction de la cataracte avec la capsule, la pupille apparaît plus noire que dans l'état ordinaire.

5° *Les lèvres de la plaie au côté externe de la cornée ne s'infiltrent pas et, par conséquent, elles ne peuvent pas se ramollir.* — Les sécrétions anormales de la conjonctive, comme tout le monde sait, s'accumulent en bas et en dedans; mais comme les lèvres de la plaie n'y touchent presque pas, elles ne peuvent pas s'infiltrer ni se ramollir.

6° *Si l'humeur vitrée sort en partie ou en totalité, l'œil reprend son volume ordinaire sans que la fonction visuelle soit altérée.* — Nous avons eu l'honneur de dire que les lèvres de la plaie se réunissent facilement parce qu'elles sont linéaires, et surtout parce que les paupières ne permettent pas que les susdites lèvres de la plaie puissent se luxer. Quand l'humeur vitrée est sortie en partie ou en totalité, et que l'œil perd sa forme, nous avons observé que la réunion se fait aussi très-facilement et que cela arrive en vertu du même principe, c'est-à-dire par la pression que les paupières exercent contre les lèvres de la plaie sans se heurter aux bords de ces lèvres, comme cela pourrait arriver à la périphérie supérieure ou inférieure de la cornée. Il y a plus, c'est que l'humeur aqueuse établit un courant continuel : ce qu'on peut voir par la paracentèse de la chambre antérieure. Admis donc que la réunion des lèvres de la plaie se fait facilement, même quand l'œil est vidé complétement, et que l'humeur aqueuse établit un courant continuel (1), il est facile de conclure que : la susdite humeur aqueuse ne pouvant pas sortir, parce que la réunion de la cornée ou de la sclérotique s'est faite, elle doit nécessairement remplir la cavité oculaire. Je ferai observer que, l'œil vidé de son humeur vitrée, je n'ai jamais constaté qu'il soit arrivé une hémorrhagie intra-oculaire.

ACCIDENTS.

1° *Sortie de l'humeur vitrée.* — Dans le troisième temps de l'opération, quand on pénètre avec la curette derrière la cataracte, souvent la membrane hyaloïde s'ouvre, alors il peut sortir de l'humeur vitrée.

La sortie de l'humeur vitrée est plutôt avantageuse au malade, parce qu'elle prévient l'inflammation des membranes internes. Parfois j'ai fait sortir de l'humeur vitrée exprès pour prévenir l'inflammation qui aurait pu se déclarer.

Quand l'œil a perdu sa forme par la sortie totale ou presque totale de l'humeur vitrée, il ne faut pas appliquer tout de suite la bandelette de taffetas pour fermer l'œil, parce que la pression exercée par la bandelette empêcherait l'œil de reprendre librement son volume ordinaire. Dans ce cas, il faut attendre trois ou quatre heures, et, pendant ce temps, recommander au malade de tenir les yeux fermés.

Dans quelques cas, j'ai appliqué l'appareil tout de suite

(1) Voyez mon *Mémoire sur les causes de la cataracte lenticulaire*, présenté à l'Académie des sciences le 20 juin 1857.

après l'opération, mais la bandelette de taffetas n'adhérait qu'au front, à la joue et au sourcil.

2° *Contusion des lèvres de la plaie pendant la sortie de la cataracte.* — Je n'ai jamais observé que la cornée se soit ramollie, ou qu'elle ait suppuré à l'endroit de la ponction ; et je crois que la crainte qu'inspire la contusion de la cornée est exagérée.

3° *Cataracte qui se luxe quelquefois tout de suite après la ponction de la cornée, ou dans le troisième temps de l'opération, et tombe dans le fond de l'œil.* — Quand le corps vitré est ramolli, il arrive parfois qu'il sort tout de suite après la ponction de la cornée, et alors la cataracte peut se luxer et tomber dans le fond de l'œil, ayant perdu son point d'appui. Quelquefois l'un et l'autre cas peuvent avoir lieu, au moment où l'on introduit la curette pour extraire la cataracte. Il m'est parfois arrivé cet accident, et voici comment j'y ai remédié. Je me suis placé derrière le malade et, avec les doigts de la main gauche, j'ai écarté les paupières et fixé l'œil ; mais, en même temps, j'ai exerc une douce pression d'arrière en avant pour ramener la cataracte en avant. Une fois que la cataracte s'est présentée e avant, j'ai introduit la curette et j'ai réussi à extraire la cataracte.

4° *La capsule s'ouvre quelquefois.* — En général, les cataractes complètes, et surtout celles qui ont subi l'évolution régressive, sous la pression de la curette, se luxent facilement et sortent avec la capsule intacte.

La cataracte liquide (de Morgagni), pour peu qu'elle ait subi l'évolution régressive, sort avec la capsule intacte, surtout si la cristalloïde est épaisse, ce qui arrive quelquefois ; mais si la cataracte est trop volumineuse, la capsule parfois ne résiste pas à la pression de la curette, et s'ouvre.

Si la cataracte est corticale ou nucléaire, la capsule s'ouvre aussi quelquefois sous la pression de la curette, ou lorsque la cataracte traverse les lèvres de la plaie. Le résultat cependant est le même, parce que la capsule sort aussi avec la cataracte. Quand cela n'arrive pas, comme quelquefois dans la cataracte liquide, je fais l'extraction de la capsule avec une petite pince.

Quant à la cataracte incomplète, je dois dire que, comme j'en ai opéré un certain nombre sur des malades qui ne pouvaient pas faire un second voyage, j'ai observé que souvent elle ne se luxe pas facilement : ce qui est nécessaire pour pratiquer l'extraction de la cataracte avec la capsule. Cette capsule parfois reste à sa place avec quelques couches de substance corticale, qui souvent s'absorbe. On peut même l'extraire avec la curette, si elle est opaque.

NÉCESSITÉ D'UN KÉRATOTOME LARGE.

Si l'on faisait l'incision avec un couteau ordinaire, comme celui de Richeter ou de Beer, il arriverait que, tout de suite après l'écoulement de l'humeur aqueuse, l'iris pourrait se présenter devant le tranchant du couteau, pendant que la capsule elle-même resterait ouverte. Pour éviter donc ces accidents, il est nécessaire de recourir à un large couteau semblable à celui que j'ai décrit, car voici ce qui arrive : Quand on fait la ponction dans la sclérotique ou dans la périphérie de la cornée au point de sa jonction avec la susdite membrane, et que la pointe du couteau est arrivée au quart inférieur et interne de la chambre antérieure, l'ouverture de la sclérotique ou de la cornée est en grande partie accomplie, et jusqu'ici l'humeur aqueuse n'est pas encore sortie. Elle sort quand on exécute le mouvement de rotation autour de la périphérie de la cornée ou de la sclérotique ; mais comme la portion d'iris sur laquelle le couteau doit passer est d'une petite étendue, la largeur de l'instrument empêche que l'iris puisse venir en avant.

On se demande pourquoi l'on ne fait pas la contre-ponction, et pourquoi l'on porte la pointe du couteau jusqu'au quart inférieur et interne de la chambre antérieure. On ne fait pas la contre-ponction pour obtenir une incision linéaire, si l'on pousse la pointe du couteau jusqu'au quart inférieur et interne de la chambre antérieure; il y a deux raisons à cela : la première c'est que, ayant fait marcher le couteau dans une grande étendue, la sclérotique ou la périphérie de la cornée se trouve coupée en grande partie avant qu'on fasse le mouvement de rotation ; la seconde raison est que, quand on pratique le mouvement de rotation, l'opérateur peut faire l'incision de la grandeur voulue.

Une des faces du couteau à cataracte, comme nous l'avons dit, est légèrement concave, et c'est celle qui regarde l'iris pendant l'incision de la cornée ou de la sclérotique. Nous l'avons fait construire ainsi pour obtenir que l'incision soit toujours sur la sclérotique ou toujours sur la périphérie de la cornée ; et autrement, si l'on faisait l'incision avec un couteau droit, il se pourrait que cette incision, commencée sur la sclérotique, se terminât sur la cornée.

Quant à l'incision de la cornée, je dois dire qu'elle est linéaire, et que, ayant voulu savoir quelle est son étendue, j'ai trouvé qu'elle est de 10 millimètres aux bords internes de la plaie, et de 9 1/2 à peu près aux bords externes. J'ai aussi observé que l'angle externe supérieur de l'incision est presque égal à l'angle interne, tandis que l'angle interne inférieur est plusgrand que l'angle externe.

endant plusieurs années, je n'ai pas pratiqué l'iridectomie dans le but d'obtenir une pupille ronde après l'opération de la cataracte. J'exécutais cependant l'iridectomie, si la nécessité l'exigeait, lorsque la pupille n'obéissait pas à l'action du sulfate neutre d'atropine, ou dans le cas d'une synéchie postérieure ou antérieure, si l'œil était dur, etc. Comme après l'écoulement de l'humeur aqueuse il y a rétrécissement de la pupille, pour éviter cet accident, j'instillais entre les paupières, pendant huit ou dix jours avant l'opération, le sulfate neutre d'atropine. En effet, après le premier temps de l'opération, la pupille conservait souvent une dilatation plus ou moins moyenne, car sans cela on n'aurait pas pu introduire la curette, qui était alors celle de David. Aujourd'hui, je crois qu'il est inutile de dilater la pupille du moment qu'on pratique l'iridectomie.

Quand je ne pratiquais pas l'iridectomie, il y avait parfois une synéchie antérieure, et voici de quelle manière : Après le premier temps de l'opération, on observe que quelquefois la cataracte se luxe, et alors elle peut s'encager entre les lèvres de la plaie. Dans ce cas, la pupille se déforme et prend la figure d'un triangle, dont le sommet est tourné à la périphérie de la cornée. C'est précisément ce sommet qui adhère aux bords internes de la plaie. J'observais autrefois que la pupille se déformait par le passage de la cataracte ou du corps vitré.

Enfin, lorsque je pratiquais l'extraction linéaire simple, je ponctionnais la cornée à un demi-millimètre en dedans de la périphérie de cette membrane, et, comme le couteau était droit, l'incision, au moment d'être terminée, s'éloignait de la périphérie de la cornée de 2 millimètres à peu près ; et tout cela arrivait par le mouvement du couteau de haut en bas et de dehors en dedans. De cet inconvénient sont nés l'incision scléroticale et le kératotome courbe.

Avec mon procédé j'ai opéré certainement plusieurs malades parmi ceux qui sont entrés à la Clinique de Naples; mais comme le nombre des lits est un peu restreint, car ils ne sont plus que vingt-deux, j'ai été obligé d'opérer à la même Clinique des malades qui, après l'opération, sont allés dans quelque maison voisine. J'ai dû faire cela, surtout parce qu'à la Clinique il n'y a pas de lits pour les femmes. Dans les observations que je vais présenter, j'indiquerai séparément les malades internes et externes qui ont été opérés à la Clinique, comme aussi les malades opérés en ville. J'en ferai donc trois classes distinctes, et l'on verra que les insuccès sont plus nombreux parmi les malades externes.

Pendant quelques années j'ai négligé de mesurer l'acuité de la vision suivant l'échelle typographique de Snellen, et je le regrette beaucoup.

Voici quels sont les malades que j'ai opérés par mon procédé.

EXTRACTION LINÉAIRE EXTERNE SIMPLE

MALADES OPÉRÉS A LA CLINIQUE PENDANT L'ANNÉE 1865 (1)

MALADES INTERNES

OBS. PREMIÈRE. — Imparato Ignace, né à Caserte, chef d'atelier, marié, cinquante-cinq ans. Il présentait une cataracte lenticulaire mixte et une conjonctivite granuleuse aux

(1) Je me permets de rappeler que, dans la première année, c'est-à-dire en 1865, j'ouvrais la capsule; tandis que, toutes les autres années, j'ai toujours pratiqué l'extraction avec toute la capsule.

deux yeux. Il fut opéré le 28 avril ; mais, pour cause rhumatismale, il se déclara, deux jours après l'opération, une iritis à l'un et à l'autre œil. Cette iritis fut cause d'une cataracte fausse membraneuse ; mais, comme la pupille de l'œil droit n'était pas complétement obstruée, le malade voyait assez pour se conduire. Il sortit de la Clinique les premiers jours de juin avec une vision médiocre.

Obs. II. — Roch Ranaglione de Fasciano, ouvrier, quarante-cinq ans. Il offrait une cataracte lenticulaire molle aux deux yeux, et nous en avons pratiqué l'opération le 1er mai. Deux jours après l'opération, le malade quittait le lit, et après une semaine, on observait des granulations miliaires de la conjonctivite. Il sortait de la Clinique le 24 juin avec une vision satisfaisante, et sans les granulations de la conjonctive.

Obs. III. — Dominique Marchiglione, soixante et un ans, de Naples, cuisinier, marié. Il avait une cataracte lenticulaire mixte aux deux yeux et fut opéré le 5 mai. Il garda le lit deux jours ; mais, après trois ou quatre jours, il se déclarait une conjonctive catarrhale, dont il guérit en peu de temps avec les moyens ordinaires. Le malade sortait de la Clinique le 28 juin avec une vision satisfaisante.

Obs. IV. — Vincent Carrino, vingt-ans, valet de chambre, de Miano, célibataire. On observait une cataracte molle ou corticale à l'œil gauche, cataracte que nous avons opérée le 10 mai. Il ne garda le lit que deux jours seulement, et quant au résultat de l'opération, il ne voyait qne l'ombre de la main ; mais il est bon d'ajouter qu'avant l'opération le malade distinguait fort peu cette ombre. Avec l'ophthalmoscope on observait un décollement de la rétine.

Obs. V. — Raphaël Buonopane, quarante ans, d'Avellino, marié, concierge. On observait une cataracte lenticulaire mixte à l'œil droit, et le 12 mai je pratiquai l'opération. Cependant le malade avait été opéré de la même cataracte à l'œil gauche dans l'année précédente. Il garda le lit trois jours, et le 31 mai il sortait de la Clinique avec une vision satisfaisante.

Obs. VI. — François Blusi, cinquante-six ans, de Santa Fede (Calabres), menuisier, marié. Il présentait une cataracte lenticulaire aux deux yeux; mais elle était dure à l'œil gauche, et molle au droit. On fit l'opération le 17 mai, et trois jours après, il se déclarait une iritis à l'œil gauche, iritis qui cessa d'exister après l'application des sangsues à la tempe et l'instillation du collyre de sulfate neutre d'atropine entre les paupières, et par les pilules de calomel à l'intérieur. Le malade garda le lit huit jours, et le 24 juin il sortait de la Clinique avec une vision satisfaisante.

Obs. VII. — Gaëtan Prota, quarante ans, de Minori, marié. A l'œil gauche il offrait une cataracte lenticulaire mixte, et à l'œil droit une cataracte fausse membraneuse et un très-large leucome adhérent. Il fut opéré de la cataracte à l'œil gauche le 19 mai, et le 19 juin le malade sortait de la Clinique avec une vision satisfaisante.

Obs. VIII. — Vincent Nocerino, cinquante-neuf ans, ouvrier, de Sant Jorio, marié. Il fut opéré le 12 mai d'une cataracte liquide (de Morgagni) à l'œil gauche. Le malade, dans le courant de la nuit qui suivit l'opération, éprouva des démangeaisons aux paupières ; il les frotta du dos de la main, et plus tard avec le bord de la couverture de laine. Enfin, il se coucha sur le côté gauche et il se frotta le visage contre l'oreiller. Le lendemain se déclara le phlegmon oculaire, contre lequel vainement furent employés les moyens antiphlogistiques pour en obtenir la résolution. Je procédai alors à la paracentèse du globe oculaire, et l'œil finit par s'atrophier. Le malade sortait de la Clinique le 11 juin.

Obs. IX. — Antoine Paventi, soixante ans, marchand, de Capo di Pietra, marié. Il était opéré de la cataracte lenticulaire mixte à l'œil droit le 24 mai. Le malade garda le lit deux jours, et il sortait de la Clinique le 19 juin avec une vision satisfaisante.

Obs. X. — Antoine Valentino, cinquante ans, ouvrier, de Cilento, célibataire. Il offrait une cataracte lenticulaire dure à l'œil droit et mixte au gauche, et je pratiquai l'opération le 2 juin. Le malade garda le lit deux jours seulement. Le 11 du même mois, il fut atteint d'une conjonctivite catarrhale aux deux yeux ; mais il guérit en peu de jours, après une application de sangsues à la tempe. Il sortait enfin de la Clinique le 14 juin avec une vision satisfaisante.

Obs. XI. — Philippe Vignali, cinquante-cinq ans, de Naples, tourneur en bois, marié. Il fut opéré le 7 juin d'une cataracte lenticulaire dure à l'œil droit, et le 9 il se manifestait une iritis, qui fut soignée avec les moyens ordinaires.

Comme tous les ans la Clinique se ferme au 30 juin, le malade dut sortir ; mais le 5 juillet il se présenta chez moi, et j'observai alors que l'iritis avait presque complétement disparu, que la vision était bonne et que la pupille était circulaire et mobile.

Obs. XII. — André Camera, marchand, de Salerno, célibataire, cinquante-cinq ans. Il offrait une cataracte lenticulaire dure aux deux yeux. On faisait l'opération le 9 juin. Le troisième jour après l'opération, le susdit Camera fut saisi de la fièvre typhoïde, et dans cet état, nous le fîmes recevoir à l'hôpital de la Paix. Après quelques jours, le malade était guéri et il rentrait dans la Clinique d'où il sortait guéri à la fin de juin avec une vision satisfaisante.

Obs. XIII. — Gabriel Cascella, cinquante-cinq ans, ouvrier, de Piscinola, marié. Le 2 juin il était opéré d'une cataracte lenticulaire dure à l'œil droit. Il garda le lit deux jours, et le 24 du même mois il sortait de la Clinique avec une vision satisfaisante.

Obs. XIV. — Janvier Miceli, cinquante-cinq ans, cordonnier, de Ariano di Puglia, marié. Il était opéré le 12 juin d'une cataracte lenticulaire mixte à l'œil gauche. Il garda le lit deux jours, et le 28 du même mois il quittait la Clinique avec une vision satisfaisante.

Obs. XV. — Pascal Elia, cinquante-cinq ans, sculpteur, de Naples, célibataire. Il présentait une cataracte lenticulaire mixte adhérente à l'œil gauche, et l'opération se faisait le 16 juin. Comme l'humeur vitrée était ramollie, il en sortit la quantité de deux tiers au moins, de sorte que l'œil perdait tout à fait sa forme ; mais après cinq heures à peu près, il reprit son volume naturel. Le malade garda le lit deux jours, et le 28 juin il sortait de la Clinique avec une vision satisfaisante, quoiqu'il se fût formé une synéchie antérieure.

Dans la même année 1865, je pratiquai des opérations de cataracte sur des malades qui, après l'opération, furent renvoyés chez eux.

Les cataractes opérées sont les suivantes :

1° Quatre cataractes traumatiques.

La cataracte existait à un seul œil.

2° Onze cataractes molles. De ces cataractes, cinq à un seul œil et six à tous les deux.

3° Huit cataractes dures. Deux à un seul œil et six aux deux yeux.

Parmi ces opérés, la nommée Pasca Marino, âgée de soixante ans, fut atteinte à l'œil droit d'un phlegmon oculaire ; l'œil gauche guérit.

EXTRACTION LINÉAIRE EXTERNE SIMPLE

MALADES INTERNES

1866

Obs. XVI. — Janvier Salvo, soixante-douze ans, tailleur, de Naples, marié. Il était opéré le 28 mai de la cataracte lenticulaire dure aux deux yeux. Il garda le lit deux jours, et le 26 juin il sortait de la Clinique avec une vision satisfaisante.

Obs. XVII. — Pierre Cuuzzo, cinquante ans, ouvrier. Je l'opérai de la cataracte lenticulaire mixte à l'œil gauche le 4 juin : il garda le lit deux jours; et le 18 il quittait la Clinique avec une vision satisfaisante, quoiqu'il se fût formé une synéchie antérieure.

Obs. XVIII. — Pascal Piccone, quarante-huit ans, de Squillace, ouvrier, marié. Il présentait une cataracte lenticulaire mixte aux deux yeux. Le 11 juin je pratiquai l'opération : il resta au lit deux jours; et le 30 du même mois il quittait la Clinique avec une vision satisfaisante.

Obs. XIX. — Gabriel de Prosa, soixante et un ans, de Zornaca, marchand, marié. Il était opéré d'une cataracte lenticulaire dure à l'œil gauche le 11 juin, et le jour suivant il se déclarait un phlegmon oculaire. Le malade sortait de la clinique le 30 du même mois. L'œil tournait à l'atrophie complète.

Obs XX. — François-Xavier Mazza, soixante ans, de San Gennarello ad Ottojano, ouvrier, marié. Il présentait à l'œil gauche une cataracte lenticulaire mixte, et il était opéré le 7 mai. Il resta couché deux jours, et le 3 juin il quittait la Clinique avec une vision satisfaisante.

Obs. XXI. — Nicolas David, de Cava, marié, cinquante-huit ans, marchand. Il avait une cataracte lenticulaire mixte aux deux yeux, et il était opéré le 5 octobre. Deux jours après l'opération, il se manifestait une iritis qui fut traitée et guérie avec les moyens ordinaires. Le malade garda le lit dix jours, et le 22 janvier 1867 il sortait de la Clinique avec une vision satisfaisante.

1867

Obs. XXII. — Nicolas del Gratto, ouvrier, de Fontanarosa, marié, soixante ans. Il était opéré de la cataracte liquide (de Morgagni) à l'œil droit le 29 avril, sans e secours d'un aide. Il resta couché deux jours, et le 20 mai il sortait de la Clinique avec une vision satisfaisante.

Obs. XXIII. — Pierre de Guazzo, cinquante ans, ouvrier, d'Etiola, marié. Il fut opéré de la cataracte lenticulaire mixte à l'œil droit. Il garda le lit deux jours, et le 31 mai l sortait de la Clinique avec une vision satisfaisante, quoiqu'il se fût formé une synéchie antérieure.

Obs. XXIV. — Raphaël Ranza, marié, quarante-quatre ans, de Taglionesa, ouvrier. On observait une cataracte glaucomateuse à l'œil droit, et le 24 avril je l'opérai sans recourir à l'iridectomie. Il resta au lit deux jours, et le 10 mai il sortait de la Clinique avec une vision médiocre. Il pouvait se conduire seul.

Obs. XXV. — Jacques Perino, de Naples, tailleur, trente-huit ans, marié. Il présentait une cataracte glaucomateuse à l'œil gauche, et il était opéré le 26 avril; on pratiquait aussi l'iridectomie. Le malade garda le deux jours, et le 29 avril il laissait la Clinique sans amélioration de la vision. Du reste, avant l'opération, il distinguait difficilement le jour de la nuit, et après l'opération il était dans le même état.

Obs. XXVI. — Nicolas Balsao , d'Afragola, vingt-six

ans, marchand, célibataire. Il présentait une cataracte lenticulaire molle à l'œil droit, et une cataracte aride siliqueuse au gauche. Il était opéré le 13 avril sans le secours de l'aide. A l'œil gauche la cataracte ne sortit pas complétement, et le même accident arrivait à l'autre œil. Le malade garda le lit deux jours seulement, et le 5 juin il sortait de la Clinique avec une cataracte secondaire aux deux yeux : cataracte qui, cependant, permettait au malade de se conduire et d'apercevoir les gros objets.

Obs. XXVII. — Vincent Tesone, dix-sept ans, de Pietrobondanza, laboureur. On observait une cataracte congénitale aux deux yeux, et le 19 avril on pratiquait l'opération sans le secours d'un aide. Le malade garda le lit deux jours, et le 7 juin il sortait de la Clinique avec une vision satisfaisante.

Obs. XXVIII. — Matangelo Tesone, frère de Vincent, de Pietrobondanza, quinze ans, laboureur. On observait aussi chez ce malade une cataracte congénitale aux deux yeux : cataracte qu'on opérait le 29 avril. Le malade garda le lit deux jours, et il quittait la Clinique le 20 mai avec une vision satisfaisante.

1868

Obs. XXIX. — Pascal Garofolo, cinquante ans, de Guardia Cerreti, ouvrier, marié. Il était opéré le 1er mai d'une cataracte lenticulaire dure aux deux yeux. Comme il existait un ramollissement du corps vitré à l'un et à l'autre œil, cette humeur vitrée sortit presque complétement conjointement à la cataracte, et les yeux reprenaient leur volume naturel après six heures de temps.

Dans la même journée de l'opération, vers trois heures de l'après-midi, le malade commença à sentir des frissons, et, la nuit suivante, le pouls battait 140 fois par minute première. Le matin, il était sans fièvre et les yeux étaient en bon état. On lui fit prendre le sulfate de quinine.

Le troisième jour il se déclara un phlegmon oculaire à l'œil droit, et alors, sans hésiter, nous avons pratiqué la paracentèse du globe oculaire, et l'œil finit par s'atrophier. Le malade garda le lit quatorze jours, et le 7 juin il quittait la Clinique avec une vision médiocre de l'œil gauche.

Obs. XXX. — Laurent Morelli, cinquante ans, laboureur, marié. Nous l'avons opéré d'une cataracte lenticulaire dure aux deux yeux, le 30 mars. La nuit suivante il se leva, et, malheureusement, l'œil droit heurta contre le fer du lit. Le malade éprouva une cuisson assez forte, et, comme il ne pouvait pas la supporter, il se mit à pleurer et cherchait à arracher l'appareil. Le 3 mai un phlegmon oculaire se déclara dans le susdit œil, qui finit par s'atrophier. Le malade garda le lit huit jours, et le 15 juin il sortait de la Clinique avec une vision assez bonne de l'œil gauche.

Obs. XXXI. — Charles Baccellieri, de Ganzano (Basilicata), soixante ans, laboureur, marié. On observait une cataracte lenticulaire dure à l'œil droit, et il était opéré le 22 janvier sans le secours d'un aide. A l'œil gauche la cataracte était à son commencement. Il sortait de la Clinique le 10 février avec une vision satisfaisante.

Obs. XXXII. — Orabano, de Pareto, laboureur, marié,

soixante-deux ans. Il offrait une cataracte lenticulaire dure à l'œil gauche, et une autre qui commençait à l'œil droit. Nous avons opéré la cataracte à l'œil gauche le 1er février, et le 20 il se déclarait une conjonctitive catarrhale qui guérit en peu de jours. Le malade sortait de la Clinique le 20 mars avec une vision satisfaisante.

Obs. XXXIII. — Louis Linguotti, de Gifoni, trente-huit ans, cardeur de laine, marié. Il y a trois ans, il fut opéré dans la Clinique d'une pupille artificielle pour une cataracte fausse membraneuse à l'œil droit et à l'œil gauche. Le 24 février il était opéré d'une cataracte molle aux deux yeux, et le 17 mars il sortait de la Clinique avec une vision satisfaisante.

Obs XXXIV. — Joseph Correo, cinquante ans, marié, de Colle de Mezzo, laboureur. Il était opéré le 29 novembre d'une cataracte lenticulaire dure aux deux yeux. Le 26 janvier, il quittait la Clinique avec une vision satisfaisante.

Obs XXXV. — Pierre de Zeo, de Jesse, près de Salerne, quarante-quatre ans, laboureur, célibataire. On observait une cataracte lenticulaire dure aux deux yeux, et le 1er mai il était opéré. Le 7 juin, le malade sortait de la Clinique avec une vision satisfaisante, quoiqu'il fût atteint d'une synéchie antérieure à l'un et à l'autre œil.

Obs. XXXVI. — Raphaël Manco, quatre-vingt-trois ans, ex cuisinier, marié. Il était affecté d'un catarrhe dans toutes les muqueuses. On observait une cataracte lenticulaire verte à l'œil gauche et mixte au droit. Nous fîmes l'opération le 13 février; mais le malade, à cause de son âge, tantôt pleurait, tantôt riait. Il se déclara alors une conjonctivite simple aux deux yeux, mais il en guérit après plusieurs jours. Le malade garda le lit dix jours, et le 2 mars il sortait de la Clinique avec une vision satisfaisante de l'œil droit, tandis qu'à l'œil gauche on apercevait un leucome simple qui masquait la moitié interne de la pupille, de sorte que la fonction visuelle était médiocre à cet œil.

Obs. XXXVII. — Antoine Blasi, trente-trois ans, célibataire, sculpteur, de Santa-Fede. Il était opéré d'une cataracte noire à l'œil gauche, le 13 mai. Avant l'opération le malade distinguait difficilement le jour de la nuit, et après l'opération il était dans le même état. Avec l'ophthalmoscope nous avons reconnu un décollement de la rétine. Il sortait de la Clinique le 29 mai.

Obs. XXXVIII. — François Leonardi, soixante-quatre ans, de Naples, portefaix, marié. A l'œil gauche il présentait une cataracte molle régressive, et il fut opéré le 22 avril. Le 7 juin il sortait de la Clinique avec une vision satisfaisante.

Obs. XXXIX. — Jean Fuscilli, vingt-deux ans, de Torre Annunziata, célibataire. Le 28 mai il était opéré d'une cataracte aride siliqueuse, conséquence d'une cataracte traumatique à l'œil gauche, et le 12 juin il était renvoyé avec une vision satisfaisante.

Obs. XL. — Christophe Mazzagatti, docteur en médecine, de Messine, soixante-seize ans, marié. Il présentait une cataracte lenticulaire mixte à l'œil droit et à son commencement au gauche. Les yeux rentraient dans l'orbite et les paupières étaient étroites. Il fut opéré sans le secours d'un aide, le 9 février; mais comme l'ouverture de la cornée était étroite, le noyau du cristallin ne sortit pas complétement. En outre, l'humeur vitrée qui était ramollie, sortait complétement; mais l'œil reprit son volume normal après sept heures. Comme l'opération présenta beaucoup de difficultés à cause de la section étroite de la cornée, pour prévenir l'inflammation des membranes internes, nous fîmes appliquer vingt-quatre sangsues sur la tempe droite immédiatement après avoir achevé l'opération. Le jour suivant j'observai que l'inflammation de l'iris commençait, et alors je fis répéter la même application de sangsues. Je pratiquai aussi des incisions périkératiques, et je recommandai le calomel à l'intérieur. Le malade garda le lit dix jours, et le 24 avril il quittait la Clinique avec une vision satisfaisante.

Obs. XLI. — François de Grandis, d'Opina, soixante-dix ans, marié, cordonnier. On l'opérait le 15 mai, sans le secours d'un aide, d'une cataracte lenticulaire mixte à l'œil droit. Le 19 juin il sortait de la Clinique avec une vision médiocre; il s'était formé une synéchie antérieure.

Obs. XLII. — François Leonardo, de Naples, portefaix, soixante ans, marié. On observait une cataracte lenticulaire mixte à l'œil gauche, et à son commencement à l'œil droit. Il était opéré le 22 avril, et le 25 mai il sortait de la Clinique avec une vision assez bonne.

Obs. XLIII. — Barthélémi de Nunzio, de Benevento, cuisinier, cinquante ans, marié. Il présentait une cataracte lenticulaire molle à l'œil droit, et à son commencement à l'œil gauche. Il y avait aussi une blépharite ciliaire et une conjonctivite granuleuse à l'un et à l'autre œil. Nous l'avons opéré le 23 mars à l'œil droit, et le 20 avril le malade sortait de la Clinique avec une vision assez bonne.

Obs. XLIV. — Léopold Orlandi, de Naples, vingt-neuf ans, portefaix, marié. Il présentait une cataracte traumatique et une iritis à l'œil droit, et il fut opéré le 18 mars. Le malade garda le lit six jours; il guérit de l'iritis, et le 27 du même mois il sortait de la Clinique avec une vision satisfaisante.

Obs. XLV. — Alphonse Orabono, vingt-quatre ans, arpenteur, célibataire. Nous l'avons opéré d'une cataracte molle à l'œil droit le 29 janvier, sans le secours d'un aide, et le 15 février il sortait de la Clinique avec une vision satisfaisante.

Obs. XLVI. — Jean Tipaldi, de Naples, quarante et un ans, sculpteur, veuf. Il présentait une cataracte liquide (de Morgagni) à l'œil droit, et nous l'avons opéré le 29 janvier. A l'autre œil la cataracte était à son commencement. Pendant l'opération la capsule s'ouvrit, et alors la cataracte sortit en très-grande quantité. Le 17 mars, le susdit Tipaldi était presque guéri, et il rentra chez lui pour quelques jours. Il arriva cependant que la capsule, qui n'était pas sortie, donna lieu à une cataracte secondaire. Le 27 mars, il se présenta de nouveau à la Clinique pour se faire opérer l'œil gauche, où la cataracte était devenue complète en très-peu de temps. La cataracte était molle. Nous avons pratiqué l'opération le 3 avril, et le 13 du même mois le malade sortait de la Clinique avec une vision satisfaisante.

Après quelque temps Tipaldi revenait à la Clinique pour la troisième fois, et se faisait opérer de la cataracte secondaire à l'œil droit. Nous pratiquâmes l'opération, et le résultat fut assez satisfaisant.

Obs. XLVII. — Jean Civino, de Nocera di Pagano, quinze ans, berger. Nous l'avons opéré le 7 octobre d'une cataracte traumatique à l'œil gauche, et le dernier jour du même mois il quittait la Clinique avec une vision satisfaisante. Il s'était formé une synéchie antérieure.

Obs. XLVIII. — Aniello Matta, de Naples, soixante-sept ans, ouvrier en Résine, marié. On l'opérait le 11 octobre d'une cataracte molle aux deux yeux. Il sortait de la Clinique dans les premiers jours de février, et le résultat fut assez satisfaisant.

Obs. XLIX. — Ange Trotta, quarante-trois ans, de Cassino, ouvrier. Il avait une cataracte mixte à l'œil gauche, et il était opéré le 7 décembre. Le malade sortait de la Clinique le dernier jour du même mois avec une vision satisfaisante.

1869.

Obs. L. — Nicolas Cascia, de Montemarano, cinquante-cinq ans, laboureur, marié. Il présentait une cataracte lenticulaire molle à l'œil gauche, et une amaurose à l'œil droit. Il était opéré le 13 janvier, et le 26 février il quittait la Clinique avec une vision satisfaisante. Il s'était formé une synéchie antérieure.

Obs. LI. — Vincent Amaturi, de Salerne, trente-deux

ans, professeur de littérature, célibataire. Nous l'avons opéré d'une cataracte molle à l'œil gauche le 9 décembre, et le 10, jour suivant, il se déclarait une iritis. Le malade souffrait de la syphilis et avait été soumis à des traitements différents, mais sans aucun résultat. Le 20 décembre il sortait de la Clinique avec une cataracte fausse membraneuse à l'œil opéré, qui s'était un peu atrophié. Dans ces dernières années je l'ai opéré d'une pupille artificielle, et le résultat a été très-satisfaisant.

Obs. LII. — Dominique Esposito, de Naples, tonnelier, quarante-cinq ans, marié. Il présentait une cataracte dure aux deux yeux, et il était opéré le 13 janvier. Comme il existait un ramollissement du corps vitré dans l'œil droit, il en sortit la moitié pendant l'opération. Deux jours après l'opération il se déclarait un phlegmon oculaire, et l'œil finit par s'atrophier. L'autre œil guérit complétement avec une vision satisfaisante.

Obs. LIII. — Raphaël Sode, de Panicocolo, cinquante-deux ans, laboureur, marié. Il présentait une cataracte lenticulaire mixte aux deux yeux, et il était opéré le 29 janvier. Le jour suivant il se déclarait un phlegmon oculaire à l'œil droit, qui finit par s'atrophier. Le malade garda le lit huit jours, et le 28 février il quittait la Clinique avec vision satisfaisante de l'œil gauche.

Obs. LIV. — Gaëtan Caputo, de Lipari, soixante-dix ans, marié, marchand à Frattamaggiore. On observait un décollement de la rétine à l'œil gauche, et une cataracte dure incomplète à l'œil droit. Il était opéré le 13 janvier, et le 28 il sortait de la Clinique avec une vision satisfaisante.

Obs. LV. — Joseph Trimaldi, de Salerne, soixante-huit ans, cordonnier à Naples, veuf. Nous l'avons opéré le 2 février d'une cataracte dure aux deux yeux, et deux jours après il quittait le lit. Le susdit malade, quinze jours après l'opération, pendant qu'il voyait assez bien et qu'il ne se plaignait de rien, mourut tout à coup.

A l'autopsie, on observait, comme faits récents, une pneumonie intense, emphysème aux sommets du poumon et aux bords antérieurs ; œdème diffus dans tout le parenchyme pulmonaire. Faits anciens : néphrite interstitielle chronique, hypertrophie du ventricule gauche, adhérences pleurétiques.

Obs. LVI. — Thomas de Palma, cinquante-deux ans, marchand, marié. Nous l'avons opéré le 2 février d'une cataracte mixte à l'œil droit, et le jour suivant il se manifestait une conjonctivite catarrhale, dont il guérit en peu de temps. Le 15 mars, le malade sortait de la Clinique avec une vision satisfaisante.

Obs. LVII. — Onophre Esposito, de Naples, cinquante-sept ans, laboureur, marié. On observait une cataracte mixte a l'œil droit, et il était opéré le 26 février. Immédiatement après le premier temps de l'opération et pendant que la cataracte se luxait, l'humeur vitrée sortit en assez grande quantité, deux tiers à peu près. L'œil reprit son volume ordinaire après cinq heures, et le malade quittait la Clinique le 30 mars avec une vision satisfaisante.

Obs. LVIII. — Michel Cappelletti, de Santa-Marcola-Catale (Foggia), cinquante-six ans, laboureur, marié. On l'opérait d'une cataracte dure aux deux yeux, le 5 avril.

Le malade sortait de la Clinique le 4 mai, avec une vision satisfaisante.

Obs. LIX. — Carmel Fello, de Sessano (Campobasso), quarante ans, propriétaire, marié. On apercevait une cataracte liquide (de Morgagni) à l'œil gauche, et nous l'avons opéré le 7 mars. Le dernier jour du même mois, il partait pour son pays avec une vision satisfaisante.

Obs. LX. — Onophre Passaretti, de Casafredda, soixante-deux ans, laboureur, marié. Il était opéré le 5 avril d'une cataracte liquide (de Morgagni) à l'œil gauche, et le 18 du même mois le malade partait guéri avec une vision satisfaisante.

Obs. LXI. — Vincent Calbo, onze ans, de San-Marco (Basilicata). Nous l'avons opéré le 3 mai d'une cataracte traumatique à l'œil gauche, et à la fin du mois il partait pour son pays avec une vision satisfaisante.

Obs. LXII. — Félix Amodio, d'Avellino, cinquante-neuf ans, célibataire, propriétaire. Nous l'avons opéré d'une cataracte dure aux deux yeux le 5 mai, et le 20 du même mois il quittait la Clinique avec une vision satisfaisante.

Obs. LXIII. — Raphaël Pallante, de Bagnoli (Avellino), soixante-dix ans, laboureur, marié. On observait sur ce malade une cataracte lenticulaire mixte aux deux yeux, et le 9 mai il était opéré. Tout de suite après l'opération, c'est-à-dire deux à trois minutes après, l'humeur vitrée sortit tout entière, comme aussi la rétine de l'œil droit. Tout cela était l'effet d'une hémorrhagie qui s'était produite entre la rétine et la choroïde. Après quarante-huit heures, le malade étant au lit, il se produisait la même hémorrhagie à l'œil opposé. Il est bon de dire que les yeux n'étaient pas du tout proéminents et que, pendant l'opération, aucun accident n'était arrivé. Le malade garda le lit huit jours, et le 15 mai il quittait la Clinique ayant les yeux atrophiés.

Obs. LXIV. — Gaëtan Ferulli, de Sarno, dix-huit ans, forgeron, célibataire. Le 14 mai il était opéré d'une cataracte traumatique à l'œil gauche, et à la fin de mai il quittait la Clinique avec une vision satisfaisante. Il s'était formé une synéchie antérieure.

Obs. LXV. — Vincent Fedele, de Nocera de Puglia, cinquante-sept ans, avocat, marié. Nous l'avons opéré le 26 mai d'une cataracte mixte aux deux yeux, et le 30 juin il sortait de la Clinique avec une vision satisfaisante.

Obs. LXVI. — Dominique Gentile, de Naples, quarante-sept ans, jardinier, marié. Il présentait une cataracte molle à l'œil droit, et il était opéré le 26 mai. Il rentrait chez lui le 30 juin avec une vision satisfaisante. Il s'était formé une synéchie antérieure.

Obs. LXVII. — Pascal Dolce, cinquante-huit ans, cordonnier, de Marzano, marié. Il présentait une cataracte liquide (de Morgagni) aux deux yeux, et nous l'avons opéré le 20 octobre 1869. Il partait le 4 janvier avec une vision satisfaisante.

Obs. LXVIII. — Nicolas Cantileno, quinze ans, machiniste, de Saint-Jean à Teduccio, célibataire. Il présentait une cataracte traumatique et un leucome simple périphérique à l'œil droit. Il était opéré le 15 décembre 1869, et le 3 janvier il partait avec une vision satisfaisante.

1870

Obs. LXIX. — Félix Abbondante, de Spineto (Campobasso), cordonnier, soixante-six ans, marié. On observait une cataracte molle aux deux yeux, cataracte qu'on opérait le 18 mai. Il faut remarquer que l'humeur vitrée sortit des deux yeux presque complétement, et que les yeux reprirent leur volume naturel après six heures. Le malade garda le lit six jours, et le 20 juin il quittait la Clinique avec une vision satisfaisante.

Obs. LXX.—Joseph Garofolo, quarante ans, de Ragliano (Cosenza), laboureur, marié. Il était opéré d'une cataracte dure aux deux yeux le 11 mai, et le 10 juin il partait pour son pays avec une vision satisfaisante. Il s'était formé une synéchie antérieure à l'œil gauche.

Obs. LXXI. — Vincent Majano, trente-trois ans, tailleur, de Ceppagatto (Teramo), marié. Nous l'avons opéré d'une cataracte molle à l'œil droit le 8 juin, et le 30 du même mois il partait pour son pays avec une vision satisfaisante.

Obs. LXXII. — Nicolas Alfano, de Ciunano (Salerne), soixante-sept ans, maçon, marié. Il présentait une cataracte lenticulaire mixte à l'œil droit, et molle à l'œil gauche. Il était opéré le 23 novembre, et le 13 décembre il sortait de la Clinique, ayant obtenu un succès assez satisfaisant. Il s'était formé cependant une synéchie antérieure à l'œil droit.

Obs. LXXIII. — Nicolas Tassone, vingt ans, laboureur, célibataire, de Feramo. Il a été opéré le 13 décembre d'une cataracte molle à l'œil gauche, et le 30 du même mois il quittait la Clinique avec une vision médiocre.

1871

Obs. LXXIV. — Antoine Ferrara, de Naples, soixante-huit ans, cabaretier, marié. Il offrait une cataracte lenticulaire mixte complète à l'œil droit, tandis qu'à l'œil gauche la cataracte était incomplète. On pratiquait l'opération le 31 janvier, et le 2 mars il se déclarait une iritis à l'œil gauche, iritis qui fut cause de l'atrésie de la pupille. Le malade garda le lit six jours, et le 14 mars il sortait de la Clinique avec une vision satisfaisante de l'œil droit.

Obs. LXXV. — Nicolas Niano, de Pompigliano, soixante-quatorze ans, cordonnier, marié. On observait sur ce malade une cataracte dure à l'œil droit et mixte au gauche. Nous avons pratiqué l'opération le 13 février, et le 13 mars le malade sortait de la Clinique avec une vision satisfaisante. Il s'était formé une synéchie antérieure à l'œil gauche.

Obs. LXXVI. — Marc Cavallo, de Caliano, soixante-huit ans, laboureur, marié. Le 21 mars, on pratiquait sur le susdit Cavallo l'opération d'une cataracte mixte aux deux yeux, et le 29 avril il sortait de la Clinique avec une vision satisfaisante.

Obs. LXXVII. —Michel-Ange Tarantino, de Portici, trente-sept ans, gardien, célibataire. Il présentait à l'œil gauche une cataracte molle et un strabisme divergent, comme aussi une amaurose complète. On résolut cependant de faire l'opération pour éloigner la difformité : opération que nous avons pratiquée le 20 mai, et le 15 juin le malade sortait de la Clinique ayant atteint le but qu'il désirait. Ayant examiné l'œil opéré avec l'ophthalmoscope, nous avons observé une scléro-coroïdite postérieure très-avancée. Enfin il faut noter que, comme l'humeur vitrée était ramollie, il en sortit la moitié pendant l'opération.

Obs. LXXVIII. — Joseph Bernasconi, de San-Leucio (Caserte), soixante-quatre ans, paysan, marié. Il présentait une cataracte lenticulaire mixte complète à l'œil droit, et une autre qui commençait à l'œil gauche : le 30 novembre, nous l'avons opéré, sans le secours d'un aide. Je ferai observer que l'œil était rentré dans l'orbite, et que les paupières étaient étroites. Je n'aurais pas dû opérer sans le secours d'un aide, parce que dans un pareil cas, il manque l'espace nécessaire pour placer les doigts et pour pouvoir manœuvrer librement. Comme la section de la cornée était étroite, la cataracte sortit par morceaux et l'œil en fut maltraité. Le deuxième jour après l'opération nous avons visité l'œil, et il n'y avait rien à observer ; mais le troisième jour une iritis s'était déclarée, et comme l'inflammation finit par se propager à la choroïde, l'œil s'atrophia, quoique nous eussions combattu l'inflammation avec beaucoup d'énergie.

EXTRACTION LINÉAIRE EXTERNE SIMPLE

MALADES INTERNES (FEMMES) (1)

1866

Obs. LXXIX. — Anne-Grâce Cinquanta, cinquante et un ans, de Castelforte, tisserande, mariée. On observait sur cette malade une cataracte lenticulaire mixte aux deux yeux, et nous l'avons opérée le 4 juin. Le 26 du même mois, elle quittait la Clinique avec une vision satisfaisante. Il s'était formé une synéchie antérieure à l'œil gauche.

Obs. LXXX. — Santa Ventriglia, quarante-deux ans, femme de ménage, mariée. Nous l'avons opérée d'une cataracte lenticulaire mixte aux deux yeux le 6 juin, et le 18 du même mois elle partait avec une vision satisfaisante.

Obs. LXXXI. — Marie Trotta, cinquante ans, de Santa-Maria di Capua Vetere, mariée, femme de ménage. Elle présentait un caractère lenticulaire mixte à l'œil gauche, et nous l'avons opérée le 18 mai. Elle garda le lit deux jours, et le 2 juin elle partait pour son pays avec une vision satisfaisante. Il s'était formé une synéchie antérieure.

Obs. LXXXII. — Rose del Tronto, de San-Giuliano, quarante-cinq ans, hôtesse, mariée. On observait sur cette malade une cataracte lenticulaire mixte à l'œil gauche, et à l'œil droit la cataracte était à son commencement. Nous

(1) En 1866, j'avais dans la Clinique un petit endroit réservé aux femmes, et j'en ai profité pour en opérer quelques-unes.

l'avons opérée le 30 novembre sans le secours d'un aide; et le 10 octobre elle sortait de la Clinique avec une vision satisfaisante.

EXTRACTION LINÉAIRE EXTERNE COMBINÉE

MALADES INTERNES

1869

Obs. LXXXIII. — Jean de Tosa, d'Avellino, laboureur, soixante-cinq ans, marié. Nous l'avons opéré le 26 janvier d'une cataracte dure aux deux yeux, et au commencement de mars il sortait de la Clinique avec une vision satisfaisante.

Obs. LXXXIV. — Sauveur Valente, de Saint-Germain, quarante sept ans, cocher, marié. On l'opérait le 15 mars d'une cataracte lenticulaire mixte aux deux yeux; et le 19 du même mois il prenait la fuite, parce qu'il disait avoir vu les esprits la nuit précédente. Après un mois et demi, il écrivait de son pays pour s'excuser, et pour faire connaître qu'il avait repris son métier de cocher, et qu'il voyait très-bien.

Obs. LXXXV. — Michel Coluzzi, d'Ascoli (Foggia), cinquante-trois ans, officier, célibataire. On apercevait une cataracte dure à l'œil droit, et mixte au gauche : le 18 avril on l'opérait aux deux yeux. A la fin du même mois, le malade sortait de la Clinique avec une vision assez bonne.

Obs. LXXXVI. — Liboire Marchetti, de Lorenziello,

soixante-douze ans, ouvrier, marié. On apercevait une cataracte lenticulaire mixte adhérente aux deux yeux; cataracte qu'on opérait le 28 avril. Le jour suivant, il se développait un phlegmon oculaire à l'œil droit, qui finit par s'atrophier. Le 15 mai le malade sortait de la Clinique avec une vision satisfaisante à l'œil gauche.

Obs. LXXXVII. — Joseph Archincio, de Querciapiccola (Campobasso), cordonnier, quarante-cinq ans, marié. Il présentait une cataracte lenticulaire mixte aux deux yeux, et nous l'avons opéré le 10 mars: le 15 juin il sortait de la Clinique avec une vision satisfaisante.

Obs. LXXXVIII. — Marius Tessitore, de Marcianisi, soixante ans, laboureur, marié. Nous l'avons opéré le 26 mai d'une cataracte lenticulaire mixte aux deux yeux, et le 30 juin le malade sortait de la Clinique avec une vision satisfaisante.

Obs. LXXXIX. — Louis Nola, quarante-huit ans, machiniste, de Naples, marié. On l'opérait d'une cataracte molle à l'œil gauche le 15 décembre, et le 23 janvier 1870 il quittait la Clinique avec une vision satisfaisante.

Obs. XC. — Louis Senatore, quarante-deux ans, maçon, marié, de Cava. On opérait le malade d'une cataracte molle à l'œil droit le 15 décembre, et le 1er janvier 1870 il sortait de la Clinique avec une vision satisfaisante.

Obs. XCI. — Joseph Adinolfi, quarante-huit ans, chevrier, de Benevento, marié. On observait que l'œil droit était un peu atrophié à la suite d'un coup de fusil. Cet œil présentait une cataracte traumatique adhérente, et la fonction de la rétine était éteinte. Nous l'avons opéré le 15 décembre, et le 27 du même mois le malade quittait la Clinique avec un résultat négatif. Nous l'avons opéré pour sauver l'autre œil et pour écarter la difformité. J'aurai voulu pratiquer l'extirpation de l'œil, mais le malade s'y refusa.

Obs. XCII. — Gaspard Gandelano, trente-six ans, laboureur, de Giulianuova (Teramo), marié. Il était opéré le 12 décembre d'une cataracte molle à l'œil gauche, et le 17 janvier 1870 il quittait la Clinique avec une vision satisfaisante.

Obs. XCIII. — Louis de Majo, vingt-trois ans, fabricant de macaroni, de Nocera, célibataire. Il présentait une cataracte molle, ou corticale à l'œil gauche, et le 2 novembre 1869, il était opéré. Trois jours après il se déclarait une iritis dont il guérit par les moyens ordinaires. Le malade garda le lit six jours, et il quittait la Clinique le 20 janvier 1870 avec une vision assez bonne.

1870

Obs. XCIV. — Joseph Ocone, homme de lettres, de Vitolino, quarante-cinq ans, marié. On observait sur ce malade une cataracte lenticulaire mixte adhérente et une iritis à l'œil gauche. Le malade ne distinguait presque pas le jour de la nuit; mais nous l'avons opéré le 10 janvier dans le but d'obtenir un peu de vision, et pour supprimer la cause de ses douleurs névralgiques. Deux jours après il se déclarait un phlegmon oculaire, et l'atrophie de l'œil en fut le résultat. Le malade garda le lit dix-huit jours, et le 30 juin il quittait la Clinique.

Obs. XCV. — Nicolas del Gaudio, quarante-huit ans, ouvrier, de Naples, marié. Il présentait une cataracte lenticulaire mixte aux deux yeux, et il était opéré le 12 janvier. Le malade aurait pu quitter la Clinique après quinze jours; mais, à cause de sa misère, je lui ai permis d'y rester jusqu'au 30 juin. Il sortit de la Clinique avec une vision assez bonne.

Obs. XCVI. — André Caruso, cinquante-six ans, cocher, de Santa-Maria (Capua Vetere), marié. Nous l'avons opéré le 5 janvier d'une cataracte molle à l'œil gauche, et le 5 février il sortait de la Clinique avec une vision satisfaisante.

Obs. XCVII. — Wit-Antoine Perrini, soixante deux ans, tailleur, de Cisternini (Bari), marié. On l'opérait d'une cataracte lenticulaire mixte aux deux yeux le 12 janvier, et le 18 février le malade sortait de la Clinique avec une vision satisfaisante.

Obs. XCVIII. — Antoine de Palma, laboureur, de Saint-Thomas, cinquante-huit ans, marié. Il présentait une cataracte lenticulaire mixte aux deux yeux, et le 5 janvier nous l'avons opéré. Le 21 février le malade partait avec une vision satisfaisante.

Obs. XCIX. — Jean Romane, soixante-sept ans, laboureur, de Bataglia, marié. Il présentait une cataracte lenticulaire mixte aux deux yeux. Le 13 mai nous avons fait l'opération de la cataracte, et le 2 juin le malade sortait de la Clinique avec une vision satisfaisante.

Obs. C. — François Liéna, soixante ans, maçon, de Naples, marié. Nous l'avons opéré le 12 janvier d'une cataracte noire aux deux yeux, et vers la moitié de février il rentrait chez lui avec une vision satisfaisante.

Obs. CI. — Paul Basile, soixante-dix ans, laboureur, de Terlizzi (Bari), veuf. Il était opéré d'une cataracte lenticulaire mixte aux deux yeux le 12 janvier. Dix jours après il se déclarait une iritis, dont il guérit avec les moyens ordinaires.

Le malade quittait la Clinique le 28 mars avec une vision satisfaisante.

Obs. CII. — Wit Marchese, trente-trois ans, laboureur, de Zengano (Basilicata), marié. On l'opérait d'une cataracte molle aux deux yeux le 4 février, et le 16 mars il quittait la Clinique avec une vision satisfaisante.

Obs. CIII. — Pascal Camerlengo, trente-six ans, ouvrier, de San-Giorgio alla Montagna (Benevento), marié. On observait sur ce malade une cataracte traumatique à l'œil droit : cataracte qu'on opérait le 4 février. Le 14 mars le malade partait pour son pays avec une vision satisfaisante

Obs. CIV. — François Conforti, cinquante ans, laboureur, de Roca d'Aspida (Salerne), marié. Il présentait une cataracte lenticulaire dure aux deux yeux, et on l'opérait le 9 mars. Sept heures après l'opération, une conjonctivite purulente commença à l'œil gauche et, neuf heures après, la même affection se déclarait à l'autre œil. La marche de la maladie fut excessivement rapide, de sorte qu'après vingt-quatre-heures les cornées étaient complétement détruites.

Le malade garda le lit huit jours, et le 24 mai il sortait de la Clinique ayant les deux yeux atrophiés.

Obs. CV. — Antoine Antieri, cinquante-sept ans, laboureur, de San-Pietro Guerano (Cosenza), marié. On l'opérait d'une cataracte lenticulaire dure aux deux yeux le 11 mai, et le 18 juin il partait pour son pays avec une vision satisfaisante.

Obs. CVI. — Sauveur Peluso, cinquante-six ans, cordonnier, de Palerme, marié. Il était opéré d'une cataracte semi-liquide à l'œil gauche le 11 mai. Le malade sortait de la Clinique le 16 juin, avec une vision satisfaisante.

Obs. CVII. — Félix Palumbo, cinquante-quatre ans, de Patti (Messine), marié. On observait sur ce malade une cataracte molle aux deux yeux, et on l'opérait le 23 mai. Le 9 juin, le malade sortait de la Clinique avec une vision satisfaisante.

Obs. CVIII. — Joseph Ribateau, de Saulieu (Côte-d'Or), soixante-douze ans, machiniste, marié. On l'opérait d'une cataracte lenticulaire molle à l'œil gauche le 13 décembre 1870, et le 21 janvier il quittait la Clinique avec une vision satisfaisante.

1871

Obs. CIX. — Daniel Sala, de Bovino, douze ans, célibataire. On observait une cataracte molle aux deux yeux ; mais l'œil droit avait perdu tout à fait la perception de la lumière, tandis que le gauche la conservait très-peu. On tenta alors de pratiquer l'opération sur l'œil gauche ; mais, malheureusement, le résultat fut négatif. Le malade sortait de la Clinique le 17 janvier.

OBS. CX. — Dominique Gentile, de Lentillo de Capodimonte, cinquante-cinq ans, laboureur, marié. On l'opérait le 24 janvier d'une cataracte lenticulaire mixte à l'œil gauche Il garda le lit six jours, et le 21 mars il sortait de la Clinique avec une vision satisfaisante.

OBS. CXI. — Vincent Maniscalco, de Randazzo, quarante-deux ans, laboureur, marié. Il présentait une cataracte lenticulaire mixte aux deux yeux, et on l'opérait le 13 janvier. Le malade sortait de la Clinique avec une vision satisfaisante.

OBS. CXII. — Antoine Ricciardi, de Lipari, vingt-cinq ans, marin, célibataire. Il présentait une cataracte capsulo-lenticulaire à l'œil gauche, et on l'opérait le 26 février. Quelques jours après l'opération, il se manifestait une iritis dont il guérit en peu de temps par les moyens ordinaires. Le malade garda le lit six jours, et le 19 mars il sortait de la Clinique avec une vision satisfaisante.

OBS. CXIII. — Loreto Quaglieni, de Sant'Elia, trente-deux ans, tisserand, marié. On l'opérait d'une cataracte molle le 21 février, et le 13 mai il partait, ayant obtenu le degré visuel suivant : $S = \frac{15}{20}$.

Obs. CXIV. — Sauveur Giordano, de San-Vito de Pulignano, cinquante-cinq ans, employé de douane, marié. On observait sur ce malade une cataracte lenticulaire mixte à l'œil droit, et capsulo-lenticulaire au gauche. Il fut opéré le 21 février ; mais la cataracte de l'œil gauche se réduisit en plusieurs morceaux, de sorte qu'on dut introduire de nouveau la cuiller pour en faire l'extraction. Pendant l'opération il sortit une moitié à peu près de l'humeur vitrée : ce qui, du reste, devait arriver à cause de l'introduction plusieurs fois répétée de la cuiller. L'œil qui avait perdu sa forme, reprit son volume ordinaire après quatre heures ; mais, deux jours après l'opération, il se déclarait une iritis qui donnait lieu à une cataracte pseudo-membraneuse. Quant à l'œil droit, le résultat fut satisfaisant. Le degré visuel est le suivant : $S = \frac{14}{20}$.

Obs. CXV. — Vincent Amaturo, de Salerne, cinquante-cinq ans, professeur de littérature, célibataire. Il présentait une cataracte molle incomplète à l'œil droit qui, sous la pression des doigts, semblait un peu dure. Je pratiquai l'opération le 20 mars ; mais, comme la cataracte se réduisit en plusieurs morceaux, je dus introduire la curette deux, trois fois pour les extraire. La nuit du deuxième jour après l'opération, il se déclarait une iritis dont le résultat fut l'atrésie de la pupille. Il y avait l'influence de la syphilis, car l'autre œil opéré eut le même sort. Le malade sortait de la Clinique à la fin de juin.

Obs. CXVI. — Onophre Esposito, de Fuorigrotta, cinquante-huit ans, laboureur, marié. On pratiquait l'opération d'une cataracte lenticulaire mixte à l'œil gauche le

28 mars; et le 2 avril le malade sortait de la Clinique avec un résultat satisfaisant.

Obs. CXVII. — Ange Laguardia, de Potenza, cinquante-cinq ans, valet de chambre, marié. On observait sur ce malade une cataracte noire aux deux yeux, et l'on faisait l'opération le 13 avril. A l'œil droit, la cataracte se réduisit en plusieurs fragments, et l'on dut introduire la cuiller deux trois fois pour pouvoir extraire la susdite cataracte. Dans cet œil il se manifesta une iritis au deuxième jour de l'opération, et le champ pupillaire restait un peu masqué par quelques exsudations plastiques.

La vision de l'autre œil était satisfaisante : $S = \frac{16}{20}$. Le malade garda le lit huit jours, et le 24 mai il sortait de la Clinique.

Obs. CXVIII. — Philippe Stabile, quarante-deux ans, de Naples, peintre, marié. Il présentait à l'œil droit une cataracte semi-liquide, une ectasie très-prononcée de la cornée, et quelques taches à la périphérie de cette membrane. Deux ans auparavant, il avait été opéré par d'autres médecins de l'iridectomie pour arrêter le progrès d'un glaucome. Nous avons opéré la cataracte le 18 avril, et comme l'iridectomie qu'on avait pratiquée deux ans auparavant n'était pas large, nous en avons exécuté une autre. Pendant que je faisais la section de la cornée, j'ouvrais la capsule et la cataracte sortait alors en grande partie, comme aussi il sortait la moitié et plus de l'humeur vitrée qui était ramollie. On terminait l'opération en introduisant la curette pour extraire la partie du cristallin opaque restée dans l'œil. Le malade garda le lit six jours, et le de

rnier

jour du même mois il quittait la Clinique avec une vision satisfaisante.

Obs. CXIX. — François Ferrane, de Piaggino Satteno (Salerne), cinquante-six ans, tailleur, marié. On l'opérait le 21 mars d'une cataracte lenticulaire mixte aux deux yeux, et, pendant l'opération, il sortait de l'œil gauche un quart à peu près de l'humeur vitrée. Dans cet œil il se déclara une iritis : le champ pupillaire restait un peu obstrué, et la fonction visuelle était médiocre. L'autre œil, au contraire, voyait assez bien. Le malade garda le lit six jours, et le 23 juin il sortait de la Clinique.

Obs. CXX. — François Ortensio, de Policastro, soixante-dix ans, greffier, veuf. Il présentait une cataracte noire aux deux yeux depuis trente ans. Il faut noter que les yeux avaient presque complétement perdu la perception de la lumière, de sorte que nous ne voulions pas l'opérer; mais le malade fut très-opiniâtre à se faire opérer. Il fut opéré le 16 mai, et le 16 juin il sortait de la Clinique avec un résultat négatif.

Obs. CXXI. — Ferdinand Chiaralanza, de Naples, quarante-huit ans, avocat marié. Il présentait une cataracte lenticulaire dure aux deux yeux, et l'on pratiquait l'opération le 31 janvier. Trois jours après il se déclarait une iritis à l'œil gauche, et une atrésie de la pupille en fut le résultat. Quant à l'œil droit la vision fut : $S = \frac{10}{20}$

Obs. CXXII. — Raphaël Richezza, de Bitondo, cinquante ans, marchand, marié. On observait sur ce malade une cataracte lenticulaire mixte aux deux yeux, et le 21 mars on pratiquait l'opération. Le malade garda le lit deux jours, et le 29 avril il partait pour son pays avec une vision satisfaisante.

Obs. CXXIII. — Nicandre Vecchiarini, de San-Pietro (Terra di Lavoro), quarante-six ans, paysan, marié. Nous l'avons opéré le 20 novembre 1871 d'une cataracte mixte aux deux yeux; et, le 20 janvier 1872, il partait pour son pays, ayant obtenu : $S = \frac{16}{20}$.

Obs. CXXIV. — Joseph d'Alessio, de Naples, fabricant de boîtes, marié, soixante-quinze ans. Il présentait une cataracte lenticulaire dure complète à l'œil droit, et une autre qui commençait au gauche. Nous l'avons opéré le 30 novembre; mais, comme le corps vitré était ramolli, il en sortit deux tiers à peu près. L'œil cependant reprit son volume ordinaire après quelques heures.

Le 5 janvier, le malade partait pour son pays avec le résultat suivant : $S = \frac{8}{20}$.

Obs. CXXV. — Philippe Sineo, d'Ischia, cinquante et un ans, maçon, marié. Nous l'avons opéré le 30 novembre 1871 d'une cataracte lenticulaire mixte aux deux yeux, et le 22 janvier le malade quittaitla Clinique avec le résultat suivant: $S = \frac{14}{20}$.

1872

Obs. CXXVI. — Antoine Rossi, de Lucine (Salerne), trente-six ans, marié. Il présentait une cataracte molle complète adhérente, à l'œil gauche. Il faut noter que l'année précédente nous l'avions opéré d'une iridectomie aux deux yeux, à cause d'une iritis chronique avec synéchie postérieure.

Comme la rétine de l'œil affecté paraissait se présenter dans de bonnes conditions, nous l'avons opéré le 13 novembre. La cataracte sortit par morceaux à cause de ses adhérences, et la pupille resta libre. Le soir même de la journée de l'opération, le malade souffrait beaucoup, mais après une application de quatorze sangsues sur la tempe gauche, tout disparut. Le malade garda le lit six jours, et le 20 décembre il partait pour son pays avec le résultat suivant : $S = \frac{12}{20}$.

Obs. CXXVII. — Joseph Liquori, de Naples, soixante-quinze ans, marchand, marié. Il entrait à la Clinique le 7 novembre 1871 pour être opéré d'une cataracte lenticulaire dure complète à l'œil gauche, tandis qu'elle était à son commencement à l'œil droit. On pratiquait l'opération le 4 décembre 1871, et le 1er février le malade quittait la Clinique pour retourner chez lui, ayant obtenu le résultat suivant : $S = \frac{13}{20}$.

Obs. CXXVIII. — Christophe Mazzagatti, de Messine, quatre-vingt-un ans, docteur en médecine, marié. Il entrait à la Clinique le 8 novembre 1871.

Cinq ans auparavant il avait été opéré de la cataracte à l'œil droit. Le résultat fut satisfaisant. A l'œil gauche il existait une cataracte noire complète. Il fut opéré le 16 janvier 1872, et la cataracte sortit assez facilement avec la capsule; mais, pendant l'opération, toute l'humeur vitrée sortit, de sorte que l'œil se plissait et se repliait dans tous les sens. Le susdit œil cependant reprenait sa forme et son volume après cinq minutes à peu près; et tout cela est signe d'attirer l'attention. Ayant observé que l'œil avait repris rapidement sa forme et son volume, je crus qu'il s'était formé une hémorrhagie intra-oculaire, laquelle n'existait pas.

Au deuxième jour, l'œil opéré se présentait dans de bonnes conditions, et le 9 mars le malade quittait la Clinique avec le résultat suivant : $S = \frac{10}{20}$.

Obs. CXXIX. — Sauveur Raje, de Torre Annunziata, soixante-trois ans, fabricant de macaroni, marié. Nous l'avons opéré le 20 janvier, d'une cataracte lenticulaire mixte aux deux yeux, et le 1er mars le malade quittait la Clinique avec le résultat suivant : $S = \frac{13}{20}$.

Obs. CXXX. — Arniello Castagnola, de Foria d'Ischia, soixante et un ans, paysan, marié. On l'opérait le 22 février d'une cataracte lenticulaire mixte aux deux yeux, et le 6 avril le malade partait pour son pays. Résultat : $S = \frac{20}{20}$.

Obs. CXXXI. — Jean Todisii, marchand de poisson, de Naples, marié. Il présentait une cataracte lenticulaire mixte complète adhérente, à l'œil gauche. Je ferai observé cependant que cet œil était un peu atrophié; mais, comme la rétine avait perdu fort peu de sa fonction, nous l'avons opéré à la fin du mois de février. La cataracte, une fois détachée de ses adhérences, sortit assez facilement avec la capsule.

L'œil, progressivement, reprit sa consistance, et le malade sortait de la Clinique le 6 avril. Résultat : $S = \frac{8}{20}$.

Obs. CXXXII. — Ferdinand Cimmino, de Morano, trente-neuf ans, cultivateur, marié. Nous l'avons opéré le 29 février d'une cataracte complète à l'œil droit, mais la cataracte sortait sans la capsule. Le malade quittait la Clinique le 6 avril. Le champ pupillaire était libre. Résultat : $S = \frac{3}{20}$.

Obs. CXXXIII. — Ange Montefusco, de Naples, quarante-huit ans, marié. Il présentait une cataracte lenticulaire mixte complète à l'œil gauche, et incomplète à l'œil droit. Par conséquent, à la fin de février, nous avons opéré seulement l'œil gauche; mais, comme l'humeur vitrée était ramollie, il en sortit la moitié et plus. L'œil cependant reprit son volume ordinaire après une heure. Le malade sortait de la Clinique le 5 avril. Résultat : $S = \frac{18}{20}$.

Obs. CXXXIV. — François Lepre, soixante ans, tailleur, de Montanaro, marié. Il présentait une cataracte lenticulaire mixte à l'œil droit; l'autre œil avait été opéré par nous d'une cataracte en 1868, et le résultat fut heureux. Nous avons opéré l'œil droit le 16 janvier, et à la fin de mars le malade quittait la Clinique. Résultat : $S = \frac{4}{20}$. Ayant examiné l'œil opéré avec l'ophthalmoscope, nous avons observé que l'humeur vitrée était très-trouble.

Obs. CXXXV. — Louis Sargente, de Vallo, homme de lettres, marié. Il présentait une cataracte lenticulaire mixte à l'œil droit, et à l'œil gauche il en présentait une autre, qui était à son commencement. Nous l'avons opéré le 20 mars à l'œil droit, et le 3 mai il quittait la Clinique. Résultat : $S = \frac{13}{20}$.

Obs. CXXXVI. — Arsenio d'Amato, artificier, de Sant'Arsenio, trente-sept ans, célibataire. On observait à l'œil gauche du susdit malade une cataracte traumatique : cataracte qui existait dès 1862. Nous l'avons opéré le 4 avril et, comme la capsule ne sortit pas avec la cataracte, nous en avons pratiqué l'extraction au moyen d'une petite pince. Le champ pupillaire dans ce cas était tout à fait noir. Je ferai observer que le malade, avant d'être opéré, ne distinguait presque pas le jour de la nuit, et après l'opération il était dans le même état. Par l'examen ophthalmoscopique on observait que le corps vitré était très-trouble, et qu'il contenait es corps qui nageaient dans différentes directions.

Le malade quittait la Clinique le premier jour de juin, avec un résultat négatif.

Obs. CXXXVII. — Concezio Mancini, de Lanciano, cinquante et un ans, homme de lettres, célibataire. Il présentait une cataracte lenticulaire dure et à son commencement, avec une scléro-choroïdite postérieure aux deux yeux. Je ferai noter que les yeux du susdit malade étaient très-proéminents. Nous ne voulions pas l'opérer, parce que les cataractes n'étaient qu'à leur commencement; mais le malade me priait et me faisait prier par d'autres pour être opéré. Enfin nous nous sommes décidé à satisfaire le désir du malade. On pratiqua l'opération le 20 mars, mais les cataractes sortirent avec difficulté et par morceaux, pendant qu'il sortait plus de la moitié de l'humeur vitrée. La cataracte, quand elle n'est pas complète, ne se luxe pas facilement, et c'est alors qu'elle sort par morceaux.

Au deuxième jour après l'opération, je visitai les yeux et j'observai qu'ils avaient repris leur volume naturel, et qu'il n'existait aucune inflammation. Au troisième jour cependant il se déclarait une iritis à l'un et à l'autre œil : iritis qu'on combattait avec les moyens ordinaires. L'œil droit ommença à s'atrophier, et l'atrophie cessa lorsque l'œil fut réduit de la moitié. L'autre œil au contraire guérit, et le malade quittait la Clinique au commencement de mai. Résultat : S $= \frac{8}{20}$. Avec les lunettes à cataractes il lisait et écrivait très-bien. Enfin le malade partait très-satisfait.

Obs. CXXXVIII. — Louis Recano, de Naples, quarante-six ans, marin, marié. Nous l'avons opéré le 20 mars d'une cataracte lenticulaire mixte complète aux deux yeux ; et, le jour suivant, il se manifestait une iritis à l'œil gauche, ayant pour résultat une cataracte pseudo-membraneuse. L'autre œil guérit, et le malade sortait de la Clinique le 6 mai. Résultat : S $= \frac{13}{20}$.

Obs. CXXXIX. — Michel Petrozzi, de Foggia, cinquante-quatre ans, boucher, marié. On observait une cataracte lenticulaire mixte aux deux yeux ; mais, comme la cataracte était incomplète, le malade voyait assez pour se conduire. Je tâchai de persuader le malade à ne pas se faire opérer, parce que les cataractes étaient incomplètes ; mais il se montra très-décidé à se faire opérer, disant qu'il ne pouvait pas faire un deuxième voyage. Enfin, le 4 avril, nous l'avons opéré ; mais les cataractes sortirent sans la capsule et par morceaux. Au troisième jour, il se déclarait une fièvre miasmatique, dont le malade souffrait souvent. La fonction visuelle, jusqu'alors assez nette, était devenue trouble, à cause d'une iritis qui s'était manifestée. Je soignai l'iritis et la fièvre intermittente ; et, pour ne pas affaiblir le malade, je ne voulus pas insister ni pour les sangsues à la tempe, ni pour le calomel à l'intérieur.

Le malade sortait de la Clinique le 22 juin avec le résultat suivant : S $= \frac{3}{20}$. Le champ pupillaire de chaque œil était un peu obstrué par les exsudations plastiques. Dans ces derniers temps j'ai opéré le susdit malade d'une pupille artificielle, et le résultat a été satisfaisant aux deux yeux.

Obs. CXL. — Nicolas Cristallo, de Casanova, soixante-sept ans, paysan, marié. Nous l'avons opéré le 11 avril d'une cataracte lenticulaire mixte aux deux yeux. Le 24 mai le malade sortait de la Clinique avec le résultat suivant : $S = \frac{16}{20}$.

Obs. CXLI. — François Gigliozzi, de Nicastro, soixante-neuf ans, docteur en médecine, veuf. Nous l'avons opéré le 11 avril d'une cataracte lenticulaire aux deux yeux. Le malade n'était pas obéissant, car il arrachait l'appareil que je lui avais appliqué sur les yeux, et il dormait toujours sur le côté droit.

Au deuxième jour, il se déclarait une iritis à l'œil droit. Après cette iritis, la pupille n'était pas assez nette à cause de quelques exsudations plastiques qui s'étaient formées, mais après quelque temps cependant elles disparaissaient.

Le malade sortait de la Clinique le 26 juin. Résultat : $S = \frac{10}{20}$.

Obs. CXLII. — Pierre Sibezzo, de Francoville, vingt-cinq ans, paysan, marié. Il se présentait à la Clinique le 19 avril pour être opéré d'une cataracte lenticulaire molle régressive aux deux yeux. Le 20 avril il fut opéré, et les cataractes sortirent facilement avec la capsule. A l'œil droit cependant il sortit plus de la moitié de l'humeur vitrée. Au troisième jour il se manifestait à cet œil une iritis, dont il guérit par les moyens ordinaires. Le malade quittait la Clinique le 20 juin, et le résultat fut le suivant : $S = \frac{15}{20}$.

1873

Obs. CXLIII. — Nicolas Toscano, de Pomigliano d'Arco, tonnelier, soixante-dix ans, marié. Il présentait une cataracte lenticulaire mixte complète, à l'œil droit, et à son commencement à l'œil gauche. Nous l'avons opéré le 4 janvier. Le résultat fut très-satisfaisant ; mais nous n'avons pas pu mesurer le degré de la vision, puisque le malade, sans permission, partit pour son pays le 19 du même mois.

Obs. CXLIV. — Gaëtan Trotta, de Nocera (Salerne), fruitier, soixante-cinq ans, marié. On observait une cataracte lenticulaire dure, et un large arc sénile aux deux yeux. Nous l'avons opéré le 9 janvier, et le 19 février il sortait de la Clinique. Résultat : $S = \frac{10}{20}$.

Obs. CXLV. — Rosario Franceschetti, de Naples, menuisier, soixante-dix-huit ans, marié. Il avait une cataracte lenticulaire mixte à l'œil gauche : cataracte qu'on opérait le 28 janvier. Le malade rentrait chez lui le 8 mars, et le résultat était le suivant : $S = \frac{5}{20}$.

Obs. CXLVI. — Sauveur Aldizzoni, de Catania, gardien des archives provinciales, cinquante-huit ans, marié. L'œil gauche avait perdu tout à fait la perception de la lumière, et l'on observait une cataracte lenticulaire mixte adhérente. L'œil droit ne distinguait presque pas le jour de la nuit, et il présentait aussi une cataracte lenticulaire mixte. Cependant je fis l'opération le 28 janvier sur l'œil gauche afin de prévenir les rechutes d'iritis, et sur l'œil droit pour tâcher d'obtenir un peu de vision. Le malade guérit de l'opération pratiquée, mais le résultat fut négatif. Ayant regardé l'intérieur des yeux avec l'ophthalmoscope, j'ai constaté que l'humeur vitrée était ramollie et très-trouble. Le malade sortait de la Clinique le 16 mars.

Obs. CXLVII. — Dominique de Rosa, de Fuorigrotta

(Naples), paysan, cinquante-neuf ans, marié. Nous l'avons opéré d'une cataracte lenticulaire mixte aux deux yeux le 28 janvier, et deux jours après il se déclarait une iritis à l'œil droit. Comme l'inflammation finit par se propager à la choroïde, l'œil finit par s'atrophier. Le malade sortait de la Clinique le 16 avril. Résultat, l'œil de gauche : S = $\frac{18}{20}$.

Obs. CXLVIII. — Michel Flacci, de Naples, gantier, soixante-quatre ans, marié. Nous l'avons opéré le 8 février d'une cataracte lenticulaire mixte et adhérente, à l'œil gauche. La cataracte sortit avec toute la capsule, et la pupille était tout à fait noire; mais le malade distinguait seulement les doigts de l'opérateur à quelques pas de distance. Avec l'ophthalmoscope on ne pouvait pas observer les altérations de la rétine et de la choroïde, parce que l'humeur vitrée était très-trouble. Le malade sortait de la Clinique le 5 mars.

Obs. CXLIX. — Vitto Maretta, de Campaga (Salerne), laboureur, soixante-quatre ans, marié. On l'opérait d'une cataracte molle à l'œil gauche le 4 mars. Le malade quittait la Clinique le 21 avril. Résultat : S = $\frac{15}{20}$.

Obs. CL. — Joseph Marasco, de Buccino (Salerne), paysan, quarante-sept ans, marié. On l'opérait le 4 mars d'une cataracte lenticulaire mixte complète aux deux yeux, et le malade sortait de la Clinique le 26 avril. Résultat : S = $\frac{4}{20}$.

Obs. CLI. — André Lambiase, de Giffoni Valle Eprano (Salerne), maçon, soixante-six ans, marié. Il était affecté d'une cataracte lenticulaire dure aux deux yeux qui présentait les complications suivantes : un ectropion sarcomateux et une conjonctivite catarrhale chronique. On l'opérait de la cataracte le 4 mars, et le 16 avril il sortait de la Clinique. Résultat : $S = \frac{10}{20}$.

Obs. CLII. — Antoine Napoli, marchand de morue sèche, cinquante-deux ans, marié. Nous l'avons opéré le 4 mars d'une cataracte dure incomplète aux deux yeux, et le 30 avril il sortait de la Clinique. Résultat : $S = \frac{15}{20}$

Obs. CLIII. — Pascal Dolce, de Majano (Avellino), cordonnier, soixante-deux ans, marié. On l'opérait le 15 mars d'une cataracte lenticulaire mixte à l'œil gauche, et le 16 avril il sortait de la Clinique. Résultat : $S — \frac{12}{20}$.

Obs. CLIV. — Pascal Villam, de Torella (Avellino), fabricant de macaroni, soixante ans, marié. Nous l'avons opéré le 15 mars d'une cataracte lenticulaire mixte complète aux deux yeux, et il sortait de la Clinique le 5 mai. Résultat : $S = \frac{11}{20}$.

Obs. CLV. — Pascal Bajano, de Portici (Capua), paysan, soixante-dix ans, veuf. Il présentait une cataracte lenticulaire mixte, et une conjonctivite catarrhale chronique aux deux yeux. On pratiquait l'opération de la cataracte à l'un et à l'autre œil le 15 mars, et deux jours après l'opération, il se manifestait une iritis à l'œil gauche. Il en résultait une cataracte pseudo-membraneuse incomplète, de sorte que le susdit œil distinguait les doigts, quoique un peu confusément. Le résultat de l'œil droit est le suivant : $S = \frac{10}{20}$. Le malade sortait de la Clinique le 8 mai.

Obs. CLVI. — Sébastien Giannettino, de Lausdomini

(Caserte), soixante-cinq ans, paysan, marié. Il présentait une cataracte lenticulaire mixte complète à l'œil gauche, et incomplète au droit. Nous l'avons opéré le 20 mars, et le 21 avril le malade sortait de la Clinique. Résultat de l'œil opéré : $S = \frac{12}{20}$.

Obs. CLVII. — Amédée Elisoè, de Monteforte (Avellino), paysan, treize ans. Il présentait une cataracte congénitale aux deux yeux, et elle était de couleur blanche laiteuse. Mais, comme la cataracte avait subi la période régressive, elle était comme un voile et semblait réduite à la seule capsule : ce qu'on put mieux connaître après l'extraction.

Nous avons pratiqué l'opération le 20 mars, en faisant l'extraction par le moyen de petites pinces. Le malade apercevait les objets sans pouvoir les nommer, parce qu'il ne les avait jamais vus. Tout à coup il voulut s'en aller, le 11 juin, ou plutôt il prit la fuite, de sorte qu'on ne put mesurer l'intensité de la fonction visuelle.

Obs. CLVIII. — Célestin Trotta, de San-Marco (Foggia), muletier, cinquante-six ans, marié. Nous l'avons opéré le 25 mars d'une cataracte mixte complète à l'œil droit, pendant qu'à l'autre œil, la cataracte était à son commencement. Le malade sortait de la Clinique le 26 avril. Résultat : $S = \frac{15}{20}$.

Obs. CLIX. — Joseph Perrotta, de Potenza, cordonnier, soixante-deux ans, marié. On observait, sur ce malade, une cataracte lenticulaire mixte complète à l'œil droit, et une irido-choroïdite chronique sur tous les deux. On faisait l'opération le 28 mars, et le 4 mai le malade sortait de la Clinique, ayant obtenu le résultat suivant : $S = \frac{12}{20}$.

Obs. CLX. — Pierre Blanco, de Naples, employé, soixante-deux ans, marié. On l'opérait, le 20 mars, d'une cataracte lenticulaire mixte complète à l'œil droit, et il en avait une autre qui commençait à l'œil gauche. Deux jours après, il se déclarait une iritis, qui fut la cause d'une cataracte pseudo-membraneuse. Le malade quittait la Clinique le 28 juin.

Obs. CLXI. — Pierre Faggiano, de Montuori Superiore (Avellino), paysan, quarante et un ans, marié. On l'opérait le 29 avril, d'une cataracte lenticulaire mixte complète aux deux yeux, et il sortait de la Clinique le 25 mai. Résultat : $S = \frac{20}{20}$

Obs. CLXII. — Raphaël Alfano, de Montecorvino (Salerne), paysan, marié, cinquante-neuf ans. On l'opérait, le 23 avril, d'une cataracte lenticulaire mixte complète aux deux yeux ; et le 25 mai il sortait de la Clinique. Résultat : $S \frac{20}{20}$.

Obs. CLXIII. — Charles Coscia, de Carlentino (Foggia), tailleur, soixante-huit ans, marié. Nous l'avons opéré d'une cataracte lenticulaire dure à l'œil gauche, mais il en présentait une autre à l'œil droit : celle-ci était à son commencement. On faisait l'opération le 23 avril, et le 13 juin le malade sortait de la Clinique, ayant obtenu le résultat suivant : $S = \frac{18}{20}$.

Obs. CLXIV. — François-Antoine Carbone, de Lapio (Avellino), cordonnier, soixante ans, marié. Il fut opéré, le 26 avril, d'une cataracte lenticulaire mixte complète à l'œil gauche ; et le 31 mai il sortait de la Clinique.

Résultat : S = $\frac{6}{20}$. Ayant observé l'œil opéré avec l'ophthalmoscope, j'ai constaté que l'humeur vitrée était assez trouble.

Obs. CLXV. — Carmel Esposito, de Sant' Jovio (Naples), paysan, quarante-neuf ans, marié. On observait à l'œil droit une cataracte lenticulaire mixte et un néphélion central. Nous avons opéré le malade le 26 avril, et le 31 mai il sortait de la Clinique. Résultat : S = $\frac{8}{20}$.

Obs. CLXVI. — Raphaël Capone, de Montemileto (Avellino), paysan, cinquante-deux ans, marié. On observait un néphélion central et une cataracte lenticulaire mixte complète à l'œil droit, et une autre incomplète à l'œil gauche. Nous avons pratiqué l'opération, au seul œil droit, le 20 avril ; et le 13 juin le malade sortait de la Clinique. Résultat : S = $\frac{13}{20}$.

EXTRACTION LINÉAIRE EXTERNE SIMPLE

MALADES EXTERNES OPÉRÉS DANS LA CLINIQUE (HOMMES)

1867

Obs. CLXVII. — François Punzo, de San-Giorgio (Cremano), douze ans. Il présentait une cataracte lenticulaire molle aux deux yeux, et il était opéré le 5 avril. Il garda le lit deux jours, et le 24 avril il partait pour son pays avec une vision satisfaisante.

Obs. CLXVIII. — Antoine Gallucci, d'Ajello, quarante-deux ans, laboureur, marié. On observait une cataracte lenticulaire mixte aux deux yeux, et le 11 avril il était opéré. Le cinquième jour après l'opération il se déclarait un phlegmon oculaire, dont le résultat fut l'atrophie de l'œil. Le malade avait commis un excès de table, car il avait mangé, en une seule fois, une livre et demie de pâtes d'Italie.

L'œil droit guérit complétement, et la vision était satisfaisante. Le malade partait le 28 mai.

Obs. CLXIX. — Onophre Rinaldi, de Bari, trente ans, marié. Il fut opéré le 10 mai d'une cataracte lenticulaire molle à l'œil droit; et le 20 mai il partait pour son pays avec une vision satisfaisante.

1868

Obs. CLXX. — Étienne Bianchi, prêtre, quarante ans, de Dragone. On constatait une cataracte lenticulaire mixte et un tremblement de l'iris à l'œil droit. Il fut opéré le 10 mai, et l'humeur vitrée sortit avec la cataracte en assez grande quantité, c'est-à-dire pour plus de deux tiers. L'œil reprit son volume ordinaire après cinq heures. Le 22 du même mois, le malade partait pour son pays avec une vision satisfaisante.

Obs. CLXXI. — Ange Nucità, de Villa San-Nicola, cinquante-deux ans, prêtre. Il présentait une cataracte lenticulaire mixte à l'œil droit et le 24 avril nous l'avons opéré sans le secours d'un aide. Je ferai observer qu'avant d'être opéré il distinguait peu le jour de la nuit, et qu'après l'opération il était dans le même état. Ayant observé l'œil opéré avec l'ophthalmoscope, nous avons constaté un décollement de la rétine. Le malade partait à la fin de juin.

EXTRACTION LINÉAIRE EXTERNE COMBINÉE

1871

Obs. CLXXII. — Xavier Lettami, de Pietragalla (Basilicata), trente-neuf ans, forgeron, marié. Il présentait une cataracte traumatique adhérente, à l'œil droit : cataracte qui avait été opérée deux fois par d'autres médecins. La fonction rétinienne était éteinte, et je fis l'opération, pour éviter la difformité, le 25 mars. La pupille, en effet, après l'opération, était tout à fait noire, et le malade partait le 15 avril. Ayant observé l'œil opéré avec l'ophthalmoscope, j'ai reconnu l'existence d'un décollement de la rétine.

Obs. CLXXIII. — Raphaël d'Alessio, de Naples, marchand de tabac, soixante-douze ans, marié. On observait une cataracte lenticulaire noire à l'œil gauche, et une autre à son commencement à l'autre œil. La cataracte sortit assez facilement avec la capsule, et la pupille était très-nette, mais la fonction visuelle n'était pas satisfaisante. Ayant observé l'œil opéré avec l'ophthalmoscope, nous avons reconnu qu'il existait une scléro-choroïdite postérieure au troisième degré, et que le corps vitré était assez trouble.

Nous avons pratiqué l'opération le 13 novembre, et le malade rentrait chez lui le 26 décembre avec une vision médiocre.

Obs. CLXXIV. — Michel Lantelmo, de San-Nicandro, soixante-douze ans, berger, veuf. On observait sur ce malade une cataracte lenticulaire dure complète aux deux yeux, et nous l'avons opéré le 22 novembre. Dans la nuit du neuvième jour après l'opération, le malade sortit dans le jardin pendant qu'il pleuvait et se disputa fortement avec un autre malade. A la suite de tout cela il se déclara un phlegmon oculaire, qui se termina par l'atrophie de l'œil droit.

L'œil gauche guérit assez bien. Le malade partait le 4 janvier 1872, ayant obtenu le résultat suivant $S = \frac{14}{20}$.

Obs. CLXXV. — Antoine Albanese, de Casale de Sessa, soixante-douze ans, paysan, veuf. Nous l'avons opéré d'une cataracte lenticulaire dure aux deux yeux le 23 novembre, et le 4 janvier 1872 il partait guéri $S = \frac{13}{20}$.

Obs. CLXXVI. — Jean Montuoro, de Bajano, quarante-deux ans, paysan, marié. On l'opérait d'une cataracte traumatique à l'œil gauche le 5 décembre, et le 10 janvier 1872 le malade partait pour son pays avec le résultat suivant : $S = \frac{12}{20}$.

Obs. CLXXVII. — Roch Annunziata, de Capoue, quarante-deux ans, cocher, marié. Il se présentait à la Clinique parmi les malades externes le 10 décembre, pour être opéré d'une cataracte complète mixte aux deux yeux. En effet, il fut opéré le 13 décembre, et comme la cataracte s'était réduite en plusieurs morceaux, elle sortit avec un peu de difficulté.

Le premier et le deuxième jour le malade ne présentait rien qui pût réclamer l'attention du médecin ; mais le troisième jour il se manifestait une ophthalmite à l'œil droit. J'ai adopté un traitement énergique et je n'ai pas tardé à pratiquer la paracentèse du globe oculaire. A l'œil gauche il se manifestait une iritis dix jours après l'opération, et tout de suite je lui fis appliquer quatorze sangsues à la tempe correspondante. La pupille cependant ne tardait pas à se couvrir d'une exsudation plastique. Le 16 mars nous avons tâché de dilacérer la fausse membrane, mais avec peu de succès.

Le malade partait pour son pays au commencement d'avril, avec une vision médiocre.

1872.

Obs. CLXXVIII. — Michel Toro, de Naples, employé, soixante ans, marié. Nous l'avons opéré le 8 décembre d'une cataracte lenticulaire mixte aux deux yeux. Trois jours après l'opération il se déclarait une iritis à l'œil droit, iritis qui occasionnait une cataracte pseudo-membraneuse. La vision de l'autre œil était satisfaisante. Le malade, sans permission, partit le 20 janvier 1873, et l'on ne put mesurer le degré visuel.

1873.

Obs. CLXXIX.—Vincent Serrao, de Filadelfia (Calabres), soixante ans, prêtre. On observait une cataracte lenticulaire mixte régressive adhérente, à l'œil gauche, et l'opération fut pratiquée le 25 avril. Mais comme pendant plusieurs années le malade avait souffert des fièvres marécageuses, trois jours après l'opération, les mêmes fièvres se sont reproduites.

Une iritis alors se déclarait dont le résultat est inconnu, parce que le malade voulut partir le 31 mai pour changer d'air.

Obs. CLXXX. — Louis Arnedos, de Bovione (Cosenza), prêtre, cinquante-deux ans. On l'opérait le 29 avril d'une cataracte lenticulaire dure aux deux yeux, et le 12 juin il partait pour son pays. Résultat : $S = \frac{12}{20}$.

Obs. CLXXXI. — Louis de Luca, de Roseto (Foggia), gargotier, quarante-sept ans, marié. Le 10 mars on l'opérait d'une cataracte lenticulaire mixte complète à l'œil gauche, et le 10 juin il rentrait chez lui ayant obtenu le résultat suivant : $S = \frac{7}{20}$.

Obs. CLXXXII. — Vincent Marcaccio, de Capriate au Volturne, étudiant, vingt ans, célibataire. Il était affecté d'une cataracte lenticulaire molle complète et d'un strabisme divergent à l'œil gauche.

Avant de l'opérer, ayant examiné la fonction de la rétine, je constatai qu'ell eétait éteinte. Mais, avec le consentement du malade, nous avons pratiqué l'opération le 19 mai pour supprimer la difformité. Le résultat fut satisfaisant, c'est-à-dire que la pupille était nette et noire. Le malade partait le 10 juin.

EXTRACTION LINÉAIRE EXTERNE SIMPLE

MALADES EXTERNES (FEMMES)

1866

Obs. CLXXXIII. — Michelle Cinque, femme de ménage, quarante ans, de Guardia San-Frimonte, mariée. On observait sur cette malade une cataracte lenticulaire dure et un ramollissement du corps vitré à l'œil gauche, et une cataracte lenticulaire mixte complète au droit. On pratiquait l'opération le 4 mai, et le 24 du même mois elle partait pour son pays avec une vision satisfaisante.

1867.

Obs. CLXXXIV. — Catherine Milano, femme de ménage, de San-Benedetto, cinquante-six ans, mariée. Elle était affectée d'une cataracte incomplète mixte aux deux yeux, et l'on pratiquait l'opération le 12 avril. A l'œil droit la cataracte tombait dans le fond de l'œil, mais on en fit l'extraction sans accident. Comme l'humeur vitrée des deux yeux était ramollie, il en sortit pendant l'opération la quantité de deux tiers et plus ; mais les yeux reprenaient leur volume naturel après quatre heures. La malade resta au lit deux jours, et le 24 avril elle partait guérie pour son pays. La vision était assez bonne.

Obs. CLXXXV. — Michelle Cazzolini, de Résina, femme de ménage, soixante ans, mariée. Elle présentait une cataracte lenticulaire à l'œil gauche. Nous avons pratiqué l'opération aux deux yeux le 27 mars; mais, pendant l'opération, il sortit de l'humeur vitrée pour la quantité d'un tiers. La malade quittait Naples le 11 juin avec un résultat satisfaisant.

Obs. CLXXXVI. — Lucie Marte, femme de ménage, soixante et onze ans, de Foria d'Ischia, veuve. Nous l'avons opérée d'une cataracte lenticulaire mixte aux deux yeux le 15 mai. A l'œil gauche il y eut procidence de l'iris, dont on fit l'excision. Le 18 du même mois, il se déclarait un phlegmon oculaire à l'œil droit, dont le résultat fut l'atrophie de l'œil. L'œil gauche cependant guérit complétement, et la malade partait le 30 juin avec une vision assez bonne.

Obs. CLXXXVII. — Marianne Lambiase, de Naples, quarante ans, mariée, femme de ménage. Elle fut opérée le 31 mai, sans le secours d'un aide, d'une cataracte lenticulaire mixte aux deux yeux. Comme il y avait ramollissement du corps vitré, il en sortit, pendant l'opération, pour la quantité de deux tiers à chaque œil. La malade partait le 19 juin avec une vision satisfaisante.

1868.

Obs. CLXXXVIII. — Marie-Joséphine Pisani, d'Altavilla, treize ans. Le 11 mars, nous l'avons opérée d'une cataracte traumatique avec iritis à l'œil gauche. L'iritis disparut sans aucun traitement, et le 24 avril la malade quittait Naples avec une vision satisfaisante.

Obs. CLXXXIX. — Marie Cotugno, de Marano, soixante-six ans, femme de ménage, mariée. Nous l'avons opérée le 22 mars d'une cataracte molle aux deux yeux. A l'œil gauche cependant la cataracte n'était pas complète. Le jour qui suivit l'opération, il se déclarait un phlegmon oculaire à l'œil gauche, qui finit par s'atrophier. L'œil droit guérit, et le résultat fut assez satisfaisant. La malade partait pour son pays le 22 avril.

EXTRACTION LINÉAIRE EXTERNE COMBINÉE

1869

Obs. CXC. — Catherine Evangelista, cinquante-sept ans, de Tocco d'Arco, propriétaire, mariée. Nous l'avons opérée d'une cataracte lenticulaire mixte aux deux yeux le 10 mai; et le 30 du même mois elle partait avec une vision satisfaisante.

Obs. CXCI. — Françoise Abbatte, de Guardia San-Fremonti, quatorze ans. Nous l'avons opérée, sans le secours d'un aide, d'une cataracte traumatique adhérente à l'œil gauche le 18 novembre, et le 31 décembre la malade partait pour son pays avec une vision satisfaisante.

Obs. CXCII. — Marguerite Girardi, soixante ans, femme de ménage, de Santa-Fede (Basilicata), mariée. On l'opérait d'une cataracte lenticulaire dure incomplète à l'œil gauche le 24 novembre, et le 28 décembre elle était guérie. La fonction visuelle était satisfaisante.

Obs. CXCIII. — Ange Mercuglière, quarante-trois ans, de Casalenda, femme de ménage, mariée. Nous l'avons opérée, le 17 décembre, d'une cataracte molle complète à l'œil gauche ; et le 9 janvier 1870 elle partait avec une vision satisfaisante.

Obs. CXCIV. — Louise Minacci, de Pietrosturnini, femme de ménage, mariée. Le 11 décembre, nous l'avons opérée d'une cataracte lenticulaire mixte aux deux yeux ; et le 9 janvier la malade était guérie, et la vision satisfaisante.

1870

Obs. CXCV. — Hélène Mancone, cinquante ans, de Cassano (Cosenza), femme de ménage, mariée. Elle présentait une cataracte lenticulaire molle à l'œil droit, et on l'opérait le 4 février. La malade quittait Naples le 28 février avec une vision satisfaisante.

Obs. CXCVI. — Joséphine Tenga, cinquante-cinq ans, d'Afragola, femme de ménage, mariée. Elle était affectée d'une cataracte lenticulaire molle complète aux deux yeux, cataracte qu'on opérait le 12 janvier. La malade partait aux premiers jours de février avec une vision satisfaisante.

Obs. CXCVII. — Marie-Antoinette Simonetti, quarante ans, paysanne, de Palme (Nocera), mariée. Elle présentait une cataracte lenticulaire mixte aux deux yeux, et on l'opérait le 7 mars. La malade partait guérie le 7 avril avec une vision satisfaisante.

Obs. CXCVIII. — Marie Cipolla, soixante-deux ans, de

Ducento, femme de ménage, mariée. Elle était opérée le 18 mars d'une cataracte lenticulaire molle à l'œil droit; mais avec la cataracte il sortit de l'humeur vitrée pour la quantité d'une moitié et plus. L'œil cependant reprit sa forme et son volume ordinaire cinq heures après.

1871.

Obs. CXCIX. — Clémentine Orta, de Pietromolara, cinquante-trois ans, paysanne, femme de ménage, mariée. Nous l'avons opérée le 13 février d'une cataracte molle à l'œil gauche, et aux premiers jours de janvier elle partait avec une vision satisfaisante.

Obs. CC. — Elisabetta Coscia, mariée, de Vallo, vingt-neuf ans, paysanne. Elle offrait une cataracte lenticulaire mixte à l'œil gauche, et le 6 mai elle était opérée. La malade partait le 13 juin. Le résultat était le suivant : $S = \frac{16}{20}$.

Obs. CCI. — Caroline del Guidice, de Naples, couturière, quarante-six ans, mariée. Elle présentait une cataracte lenticulaire mixte complète à l'œil gauche, et l'atrophie complète de l'autre. On pratiquait l'opération le 20 novembre, et la cataracte sortit divisée en deux, trois morceaux. Le deuxième jour je visitai l'œil, et nous avons constaté un commencement d'iritis. Je fis instiller entre les paupières quelques gouttes de sulfate neutre d'atropine, comme aussi je recommandai le calomel à l'intérieur. Le 31 décembre la malade rentrait chez elle, et le résultat fut le suivant : $S = \frac{14}{20}$.

Obs. CCII. — Angèle Marie Tappezzuto, de Colle Sanito,

soixante-cinq ans, paysanne, mariée. Nous l'avons opérée le 22 novembre d'une cataracte lenticulaire mixte aux deux yeux. A la suite d'un excès de nourriture commis avant l'opération, elle fut prise de vomissements une heure après avoir été opérée, ce qui fut cause d'une hémorrhagie intra-oculaire à l'œil gauche. Cet œil gauche finit par s'atrophier, tandis que l'œil droit guérit assez bien. La malade partait pour son pays le 20 février, et le degré visuel était le suivant : $S = \frac{14}{20}$.

Obs. CCIII. — Emmanuelle Viale, d'Ariento, cinquante-quatre ans, tisserande, mariée. On pratiquait le 14 novembre l'opération d'une cataracte lenticulaire mixte complète aux deux yeux, et les cataractes sortirent assez facilement avec la capsule. Cependant, comme la malade contractait très-énergiquement les paupières, il sortit de l'humeur vitrée pour la quantité d'un tiers à l'un et à l'autre œil ; mais après une heure de temps les yeux reprenaient leur forme et leur volume ordinaires.

Le soir du même jour de l'opération, la malade reçut sur l'œil gauche un coup d'oreiller, qui lui fut porté involontairement par une autre femme qui voulait frapper son fils. La malade ressentit beaucoup de douleur, comme aussi elle pleura beaucoup. Le soir même, trois heures après l'accident, il commençait à se déclarer une iritis à l'œil sus-indiqué, et le jour suivant on observait des symptômes de phlegmon oculaire. On fit l'application de sangsues à la tempe, comme aussi on recommanda le calomel à l'intérieur, mais sans aucun résultat, parce que l'œil finit par s'atrophier. L'œil droit guérit complétement, et le 18 décembre la malade partait pour son pays. Le résultat fut le suivant : $= \frac{11}{20}$.

Obs. CCIV. — Marie-Antoinette, de Monte, soixante-huit ans, paysanne, mariée. Nous l'avons opérée le 5 décembre d'une cataracte lenticulaire dure complète à l'œil droit, et le 10 janvier 1872 la malade retournait chez elle. Résultat : $S = \frac{13}{20}$.

Obs. CCV.—Lucie Esposito, de Salerne, cinquante et un ans, paysanne, mariée. Elle se présentait à la Clinique le 19 décembre pour être opérée d'une cataracte lenticulaire mixte à l'œil droit, pendant qu'à l'autre œil la cataracte était à son commencement. Elle fut opérée le 21 décembre, et après deux jours il n'y avait rien à observer. Comme la malade s'exposait à l'humidité, une conjonctivite catarrhale se déclara, mais elle guérit en peu de jours.

Le 22 janvier 1872, la malade partait pour son pays, et le résultat était le suivant : $S = \frac{18}{20}$.

Obs. CCVI. — Archangèle Pace, de Potenza, cinquante-huit ans, blanchisseuse, mariée. On l'opérait le 13 janvier d'une cataracte lenticulaire mixte aux deux yeux, mais au troisième jour il se déclarait une iritis, qui guérissait par les moyens ordinaires.

Elle partait pour son pays vers la moitié de février, et le résultat était le suivant : $S = \frac{10}{20}$.

1872.

Obs. CCVII. — Rose Falano, de Spineto (Molise), cinquante ans, paysanne, mariée. Elle fut opérée le 16 janvier d'une cataracte lenticulaire mixte complète aux deux yeux, et les cataractes sortirent assez facilement avec la capsule. Dans le troisième jour, il se déclara une choroïdite suppurative à l'œil gauche et une iritis à l'autre. Il en résulta l'atrophie de l'œil gauche, et l'oblitération incomplète de la pupille par une fausse membrane à l'œil droit. La malade recouvra autant de vision qu'il en faut pour se conduire.

Obs. CCVIII. — Marie Manganiello, d'Ariano di Puglia, femme de ménage, trente-sept ans, mariée. Elle se présentait à la Clinique le 10 mars pour se faire opérer d'une cataracte lenticulaire mixte à l'œil droit. L'autre œil avait été opéré d'une cataracte deux ans auparavant, et le résultat fut assez satisfaisant.

Le 16 mars, nous avons opéré l'œil droit; mais la malade, sans permission, partait huit jours après l'opération. Le 1er avril, elle s'est représentée et nous avons observé que l'œil opéré était affecté d'une iritis, dont elle guérit par les moyens ordinaires. Le 15 avril elle partait. Résultat : $S = \frac{8}{20}$.

Obs. CCIX. — Grâce Sirpoli, de Monte Sant'Angelo (Capitanata), soixante-quatre ans, femme de ménage, mariée. Nous l'avons opérée le 11 avril d'une cataracte lenticulaire mixte aux deux yeux; mais, deux jours après l'opération, il se manifestait une conjonctivite purulente à l'œil gauche. Au commencement de l'affection, l'iris et les autres membranes internes étaient saines; mais, plus tard, comme l'ouverture de la cornée était devenue béante, le pus pénétrait dans la chambre antérieure, et alors les membranes internes commencèrent à s'enflammer à cause de leur contact avec le pus. Je recourus à différents moyens, comme aux scarifications de la conjonctive, aux sangsues à la tempe, au calomel à l'intérieur, etc., etc., mais inutilement, puisque l'œil finit par s'atrophier.

L'autre œil commençait aussi à être atteint de la même

affection, mais les scarifications, pratiquées dès le commencement et répétées tous les jours, eurent un heureux résultat. Je n'employai pas de nitrate d'argent de peur d'augmenter l'inflammation interne, dans le cas où elle eût été à son commencement.

La malade partait pour son pays le 25 mai, et le résultat était le suivant : $S = \frac{18}{20}$.

Obs. CCX. — Rose Tota, de San-Jean Eucario, trente ans, femme de ménage, mariée. Le 8 octobre, nous l'avons opérée d'une cataracte lenticulaire molle complète aux deux yeux. Comme la malade habitait une chambre excessivement humide, il se déclara une iritis, deux jours après l'opération, à l'un et à l'autre œil. Comme résultat, on constata une cataracte pseudo-membraneuse incomplète. La malade voyait assez pour se conduire. Elle quittait Naples le 16 février 1873.

1873.

Obs. CCXI. — Émilie Massano, de Savallo (Basilicata), propriétaire, cinquante et un ans, mariée. Nous l'avons opérée, le 27 mars, d'une cararacte lenticulaire mixte complète à l'œil gauche, et le 30 avril elle partait, ayant obtenu le résultat suivant : $S = \frac{15}{20}$.

Obs. CCXII. — Rose Barra, de Torraco (Salerne), paysanne, cinquante-huit ans, mariée. On l'opérait le 10 mai d'une cataracte lenticulaire mixte complète aux deux yeux ; mais, pendant l'opération, toute l'humeur vitrée qui était ramollie sortait. Les yeux cependant reprenaient leur forme et leur volume naturels après cinq heures. La malade partait le 31 juin, quand elle n'était pas encore guérie, et alors elle voyait assez pour se conduire et distinguait les doigts de la main de l'opérateur.

Obs. CCXIII. — Rose-Marie Bifano, de Torraco (Salerne), paysanne, dix-huit ans, fille. Nous l'avons opérée le 10 mai d'une cataracte lenticulaire molle complète aux deux yeux, et le 5 juin elle partait pour son pays. Résulat : $S = \frac{22}{20}$.

Obs. CCXIV. — Marguerite Evangelista, de San-Germano Cassino (Terra di Lavoro), paysanne, mariée, quarante-sept ans. On l'opérait le 10 mai d'une cataracte lenticulaire mixte complète aux deux yeux ; mais comme le jour même de l'opération la malade avait commis des désordres assez graves en fait de nourriture, une choroïdite suppurative se déclarait le jour suivant à l'œil droit, qui finit par s'atrophier. L'autre œil guérit, et le résultat fut le suivant : $S = \frac{15}{20}$.

EXTRACTION LINÉAIRE EXTERNE SIMPLE (1)

MALADES OPÉRÉS EN VILLE (HOMMES).

1865

Obs. CCXV. — Jean-Charles de Angelis, prêtre, cinquante-sept ans, de Castello del Monte (Aquila), propriétaire. Il présentait une cataracte lenticulaire dure aux deux yeux.

(1) Les malades de 1865 furent opérés par extraction de la cataracte sans la capsule.

Je ferai noter que ses yeux étaient très-saillants, et pour lors je n'osais pas opérer par extraction à lambeau, et comme les cataractes étaient dures je n'osais pas non plus opérer par abaissement. Par conséquent je me trouvais très-embarrassé. Poussé par la nécessité, ce fut alors que, pour la première fois, j'eus recours à l'extraction linéaire externe simple que j'avais imaginée en 1858, quand j'étudiais les causes des affections de la cornée dites *kératites*, ainsi que je l'ai dit au commencement de ce mémoire. Cependant je fis l'extraction de la cataracte sans la capsule. Je pratiquai l'opération le 12 mars, et le 13 mai le malade partait guéri, ayant obtenu une vision satisfaisante. Avec les lunettes à cataracte il lisait et écrivait très-bien.

Obs. CCXVI. — Dominique della Caggia, de Castiglione (Salerne), cultivateur, quarante ans, marié. Nous l'avons opéré le 3 octobre d'une cataracte lenticulaire mixte, semi-adhérente à l'œil gauche. Le 13 du même mois il partait guéri. Vision satisfaisante.

Obs. CCXVII. — Jean Masarane, cordonnier, cinquante-six ans, de Naples, marié. Nous l'avons opéré le 3 octobre d'une cataracte lenticulaire mixte à l'œil droit, et le 1er novembre il était guéri. Vision satisfaisante.

Obs. CCXVIII. — Joseph Galassi, de Fiorentino (Frosinone), propriétaire, quarante-neuf ans, marié. On observait une cataracte lenticulaire dure aux deux yeux, et l'on pratiquait l'opération le 13 juin. Le 6 juillet le malade était guéri. Avec les lunettes à cataracte il lisait et écrivait très-bien.

Obs. CCXIX. — Gaëtan Lambane, quarante-neuf ans, sous-lieutenant de vétérans, de Naples, célibataire. Il présentait un commencement d'atrophie de l'œil droit et une cataracte lenticulaire mixte à l'autre. Nous avons pratiqué l'opération à l'œil gauche le 19 septembre, et le 20 octobre le malade partait. Il distinguait seulement les gros objets, et ayant observé cet œil avec l'ophthalmoscope, je constatai un décollement de la rétine. Du reste, avant de pratiquer l'opération j'avais constaté que la fonction de la rétine était bien diminuée, car le malade ne distinguait presque pas l'ombre de la main.

1868

Obs. CCXX. — Gaëtan Masilli, cinquante-cinq ans, propriétaire, de Frasso (Benevento), marié. On observait une cataracte lenticulaire mixte à l'œil droit, et un commencement de cataracte à l'autre œil. On pratiquait l'opération le 10 décembre, et le 20 du même mois le malade partait avec un succès complet. Avec les lunettes à cataracte il lisait et écrivait.

Obs. CCXXI. — François Saverio, de Bitondi, cinquante-neuf ans, charron, marié. Nous l'avons opéré le 1er décembre d'une cataracte lenticulaire dure aux deux yeux, et comme le malade ne se tenait pas tranquille, la section de la cornée fut étroite à l'un et à l'autre œil. Nous avons dû l'agrandir avec les ciseaux. Dans le deuxième temps de l'opération, à cause des mouvements brusques du malade, toute l'humeur vitrée sortit. Ses yeux cependant, après six heures, reprenaient leur forme et leur volume naturels. Le malade partait le 7 janvier 1869 avec un résultat très-satisfaisant à l'œil gauche, et quant à l'œil droit, la vision était médiocre, à cause d'un néphélion central, qui s'était formé.

Obs. CCXXII. — Annibal Pastore, propriétaire, cinquante-quatre ans, avocat, de Capoue, marié. Il présentait une cataracte lenticulaire mixte complète à l'œil gauche, et le 20 novembre il était opéré. Le 10 décembre il était renvoyé guéri et le résultat fut satisfaisant. Avec les lunettes à cataracte il lisait et écrivait.

Obs. CCXXIII. — Ignace Falzon, cinquante-sept ans, officier, de Malte, marié. Il présentait une cataracte lenticulaire dure aux deux yeux, et l'humeur vitrée était ramollie. Je l'opérai le 17 mai. Mais pendant que je faisais la section de la cornée, toute l'humeur vitrée sortit et les cataractes tombèrent dans le fond des yeux. Quoique les difficultés fussent grandes, je fis l'extraction des cataractes, et les yeux reprenaient leur forme et leur volume naturels après sept heures. Trois jours après l'opération il se manifestait une conjonctivite catarrhale qui guérit facilement en peu de temps. Le 22 juin le malade était rétabli et le résultat était satisfaisant. Avec les lunettes à cataracte il lisait et écrivait très-bien.

1869

Obs. CCXXIV. — Isidore Ciralli, de Chieti, seize ans, étudiant, célibataire. On constata une cataracte lenticulaire molle à l'œil droit, et le 16 mars nous l'avons opéré. Le 15 avril il quittait Naples, ayant obtenu un succès complet. Avec les lunettes à cataracte il lisait et écrivait assez bien.

EXTRACTION LINÉAIRE EXTERNE COMBINÉE

1869

Obs. CCXXV. — Vincent Majone, soixante-quatre ans, propriétaire, de San-Biagio (Catanzaro), marié. Nous l'avons opéré d'une cataracte lenticulaire dure aux deux yeux le 20 juin, et le 24 juillet il partait. Succès complet. Avec les lunettes à cataracte il lisait et écrivait assez bien.

1870

Obs. CCXXVI. — Dominique de Messina, cinquante-cinq ans, imprimeur, marié. Le 24 mai on l'opérait d'une cataracte lenticulaire mixte à l'œil droit, et le 15 juin il partait guéri. Avec les lunettes à cataracte il lisait et écrivait.

Obs. CCXXVII. — Henri Georges, trente ans, Suisse, propriétaire, célibataire. Nous l'avons opéré le 13 novembre d'une cataracte capsulo-lenticulaire aux deux yeux, et le 16 janvier 1871 il partait avec un succès satisfaisant. Avec les lunettes à cataracte il lisait et écrivait assez bien.

1871

Obs. CCXXVIII. — Vito Antoine Nobile, cinquante-cinq ans, de Giffone dei Casali (Salerno), propriétaire, marié. Il présentait une cataracte lenticulaire mixte complète aux deux yeux, et l'on pratiquait l'opération le 25 novembre. Le malade partait le 3 janvier 1872 avec un bon résultat : S — $\frac{16}{20}$.

1872

Obs. CCXXIX. — Pascal Plebani, quarante ans, de Controguerra, propriétaire, célibataire. Il présentait une cataracte lenticulaire mixte complète à l'œil droit, et une autre cataracte qui commençait au gauche. On pratiquait l'opération le 29 février, et le 29 mars il partait guéri. Résultat : S — $\frac{15}{50}$.

Obs. CCXXX. — Raphaël Coppola, soixante-quatre ans, propriétaire, d'Amalfi, marié. Il était affecté de deux cataractes, l'une lenticulaire mixte à l'œil droit, et l'autre qui était à son commencement, à l'œil gauche. Nous avons pratiqué l'opération à l'œil droit le 20 avril, et le 25 mai il était guéri. Résultat : S — $\frac{11}{20}$.

Obs. CCXXXI. — César Brancia, cinquante-huit ans, propriétaire, de Vergia (Catanzaro), marié. Il présentait une cataracte lenticulaire mixte complète à l'œil gauche, et une autre à son commencement, à l'autre œil. On faisait l'opération le 12 avril, et le 1er juin le malade partait. Succès satisfaisant : S $\frac{16}{20}$.

Obs. CCXXXII. — Michel Paoletto, de Montelungo, dix-sept ans, célibataire, propriétaire. Le 25 mai 1871, il fut opéré par moi d'une iridectomie aux deux yeux, à cause d'une synéchie postérieure presque générale ; et, le 15 juin de la même année, il partait guéri.

Le 7 mai 1872, le susdit Paoletto se présentait de nouveau chez moi, atteint à l'œil gauche d'une cataracte molle adhérente. Il fut opéré le 11 mai, et le 8 juin il partait guéri. $S = \frac{22}{20}$.

Obs. CCXXXIII. — Joachim Corbelli, soixante-sept ans, de Cotone (Calabres), propriétaire, marié. Nous l'avons opéré d'une cataracte lenticulaire dure aux deux yeux le 11 avril, et le 13 juin il partait guéri. $S = \frac{14}{29}$.

EXTRACTION LINÉAIRE EXTERNE SIMPLE

(FEMMES)

1867

Obs. CCXXXIV. — Raphaëlle Altea, soixante-dix ans, propriétaire, de Sarno, veuve. Elle présentait une cataracte lenticulaire dure complète aux deux yeux, et l'on pratiquait l'opération le 5 décembre. Elle partait guérie le 30 du même mois. Avec les lunettes à cataracte elle lisait et écrivait

Obs. CCXXXV. — Concetta Mascardini, cinquante-quatre ans, propriétaire, de Rome, mariée. On l'opérait le 10 décembre d'une cataracte lenticulaire mixte aux deux yeux, et le 25 du même mois elle était guérie. Résultat satisfaisant. Avec les lunettes à cataracte elle lisait et écrivait.

1868

Obs. CCXXXVI. — Rose Maresca, soixante-dix ans, propriétaire, de Naples, demoiselle. On l'opérait d'une cataracte lenticulaire dure complète aux deux yeux le 11 mars, et le 2 avril elle était complètement guérie. Résultat satisfaisant. Avec les lunettes à cataracte elle lisait et écrivait.

Obs. CCXXXVII. — Xavier Azzeniti, soixante ans, propriétaire, mariée, de Barletta. Elle était atteinte d'une cataracte lenticulaire dure complète à l'œil droit, et d'une autre, qui était à son commencement, à l'œil gauche. On pratiquait l'opération sans le secours d'un aide, le 12 mai; mais, comme l'humeur vitrée était ramollie, elle sortit tout entière, et la cataracte alla tomber au fond de l'œil. Néanmoins la cataracte sortit et l'œil reprit sa forme et son volume après onze heures. Je fis appliquer douze sangsues à la tempe pour prévenir toute inflammation.

La malade garda le lit quatre jours, et le 21 juin elle était guérie. Succès satisfaisant : avec les lunettes à cataracte elle lisait et écrivait.

1869

Obs. CCXXXVIII. — Gaëtane Bruni, soixante-dix-huit ans, propriétaire, de Montello (Avellino), veuve. Elle présentait une cataracte lenticulaire mixte à l'œil droit. Je l'opérais le 9 janvier, et le 10 février elle était guérie. Succès complet : avec les lunettes à cataracte elle lisait et écrivait.

Obs. CCXXXIX. — Marie Cataldi, seize ans, de Cassano (Cosenza), demoiselle. Nous l'avons opérée d'une cataracte molle aux deux yeux le 18 mars, et le 15 avril elle était guérie ; succès satisfaisant : avec les lunettes à cataracte elle lisait et écrivait.

Obs. CCXL. — Geneviève Guarno, de Reggio (Calabres), quarante-huit ans, propriétaire, mariée. Nous l'avons opérée le 15 mai d'une cataracte lenticulaire mixte aux deux yeux, et le 19 juin elle était guérie. Avec des lunettes à cataracte elle lisait et écrivait.

Obs. CCXLI. — Marie Zoccoli, de Calano (Reggio di Calabria), propriétaire, mariée, trente-huit ans. Elle était opérée d'une cataracte lenticulaire mixte à l'œil droit. On pratiquait l'opération le 4 mai, et le 19 juin la malade partait avec un résultat médiocre. Ayant examiné l'œil opéré avec l'ophthalmoscope, j'observai une choroïdite exsudative.

EXTRACTION LINÉAIRE EXTERNE COMBINÉE

1869

Obs. CCXLII. — Joséphine Nicola la Raja, soixante-deux ans, propriétaire, de Laurenzano (Basilicata), mariée. Elle présentait une cataracte lenticulaire mixte incomplète aux deux yeux, et l'on pratiquait l'opération le 22 mars. La capsule des deux yeux s'ouvrit et ne sortit pas. L'extraction des cataractes ne fut pas complète, car quelques lambeaux de substance corticale furent abandonnés à l'absorption. La malade garda le lit quatre jours, et le 10 avril elle était guérie. Le résultat n'était pas assez satisfaisant, parce que la substance corticale abandonnée à l'absorption n'était pas encore disparue complétement. Elle lisait et écrivait, mais avec un peu de difficulté.

Obs. CCXLIII. — Marie-Orsola Serrao, trente-huit ans, de Filadelfia (Catanzaro), propriétaire, mariée. Elle présentait une cataracte lenticulaire mixte incomplète aux deux yeux, et on l'opérait le 6 mai, mais la capsule ne sortit pas. — Elle partit guérie le 18 juin avec un résultat médiocre, car le champ pupillaire n'était pas tout à fait libre.

1870

Obs. CCXLIV. — Rose-Marie Milelo, quarante-cinq ans, de Sapri (Salerne), propriétaire, mariée. Le 11 janvier nous l'avons opérée d'une cataracte lenticulaire mixte à l'œil gauche, et le 25 du même mois elle était guérie. L'autre œil présentait un commencement de cataracte. Résultat satisfaisant : avec les lunettes à cataracte elle lisait et écrivait.

1872

Obs. CCXLV. — Charlotte Buonocore, veuve, quarante-cinq ans, propriétaire. Elle était affectée d'une cataracte liquide (de Morgagni) à l'œil gauche, et d'une cataracte molle complète à l'œil droit. On pratiquait l'opération le 8 avril, et le 4 juin on examinait le degré de sa fonction visuelle : $S = \frac{16}{20}$.

RÉSUMÉ

EXTRACTION LINÉAIRE SIMPLE EXTERNE, SANS LA CAPSULE

MALADES INTERNES

1° *Individus cataractés :* 15.

2° *Profession :* chef d'atelier, 1 ; concierge, 1 ; ouvriers, 4 ; cordonnier, 1 ; cuisinier, 1 ; valet de chambre, 1 ; menuisier, 1 ; laboureur, 1 ; marchands, 2 ; tourneur en bois, 1.

3° *État civil :* mariés, 11 ; célibataires, 4.

4° *Age :* 55 ans, 6 ; 45 ans, 1 ; 61 ans, 1 ; 20 ans 1 40 ans, 2 ; 56 ans, 1 ; 59 ans, 1 ; 62 ans, 1 ; 50 ans, 1.

5° *Cataractes opérées :* 21, dont 12 aux deux yeux et 9 à un seul œil. Consistance : cataractes molles ou corticales, 4 ; idem dures, 6 ; idem mixtes, 10 ; liquide (de Morgagni), 1.

6° *Accidents après l'opération :* 0.

7° *Accidents pendant l'opération :* sortie de l'humeur vitrée pour la quantité de deux tiers, 1.

8° *Complications :* conjonctivites granuleuses, 2 ; synéchie postérieure, 1 ; décollement de la rétine, 1.

9° *Marche :* conjonctivites catarrhales, 4 ; idem granuleuses, 2; iritis, 4; synéchies antérieures, 2; phlegmon oculaire, 1; fièvre typhoïde, 1.

10° *Terminaison:* vision satisfaisante, 17; idem médiocre, 1; idem nulle, 1; atrophie de l'œil, 1; cataracte pseudo-membraneuse incomplète, 1; idem incomplète, 1.

Conclusion: cataractes opérées, 21; insuccès complet et irrémédiable, 1; succès opératoires, 20. Pour deux de celles-ci nécessité d'une seconde opération.

EXTRACTION LINÉAIRE EXTERNE SIMPLE, SANS LA CAPSULE

MALADES EXTERNES

1° *Individus cataractés:* 17.

2° *Cataractes opérées:* 23, dont 12 aux deux yeux, 11 à un seul œil. Consistance: cataractes molles, 11; idem dures, 8; traumatiques, 4.

3° *Marche:* choroïdite suppurative, 1; synéchies antérieures, 2.

4° *Terminaison:* vision satisfaisante, 22; atrophie de l'œil, 1.

Conclusion: cataractes opérées, 23;

Insuccès complet et irrémédiable, 1;

Succès opératoires, 22.

EXTRACTION LINÉAIRE EXTERNE SIMPLE, AVEC LA CAPSULE

MALADES INTERNES

1° *Individus cataractés*, 67. — Hommes, 63; femmes, 4.

2° *Profession* : tailleurs, 3; ouvriers, 9; marchands, 4; laboureurs, 17; cardeur de laine, 1; cuisiniers, 2; sculpteurs, 2; portefaix, 3; docteur en médecine, 1; cordonniers, 6; arpenteur, 1; berger, 1; professeur de littérature, 1; tonnelier, 1; propriétaires, 2; forgeron, 1; avocat, 1; jardinier, 1; machiniste, 1; maçon, 1; cabaretier, 1; gardien, 1; sans profession, 2; tisserand, 1; femmes de ménage, 2; hôtesse, 1.

3° *Age* : 72 ans, 1; 50 ans, 7; 48 ans, 2; 61 ans, 1; 60 ans, 4; 58 ans, 2; 44 ans, 2; 38 ans, 2; 26 ans, 1; 17 ans, 1; 15 ans, 3; 62 ans, 2; 83 ans, 1; 33 ans, 2; 64 ans, 1; 22 ans, 1; 75 ans, 1; 70 ans, 3; 29 ans, 1; 24 ans, 1; 41 ans, 1; 67 ans, 2; 43 ans, 2; 55 ans, 1; 32 ans, 1; 45 ans, 3; 52 ans, 2; 68 ans, 3; 57 ans, 2; 56 ans, 1; 40 ans, 2; 11 ans, 1; 59 ans, 1; 66 ans, 1; 20 ans, 1; 74 ans, 1; 37 ans, 1; 51 ans, 1; 42 ans, 1.

4° *État civil* : mariés, 49; célibataires, 16; veufs, 2.

5° *Cataractes opérées* : 97, dont 2 incomplètes; 62 aux deux yeux, 35 à un seul œil. Consistance : cataractes molles, 20; dures, 26; mixtes, 30; liquides (de Morgagni), 6; congénitales, 4; glaucomateuses, 2; arides siliqueuses, 2; verte, 1; noire, 1; traumatiques, 5.

6° *Accidents pendant l'opération :* cataractes qui ne sont pas sorties complétement, 2; sorties complètes de l'humeur vitrée, 5; idem pour la quantité de deux tiers, 1; idem pour la quantité d'une moitié, 2.

7° *Accidents après l'opération :* choc de l'œil contre un fer de lit, 1; hémorrhagies intra-oculaires, 2.

8° *Complications :* blépharites ciliaires, 2; conjonctivites granuleuses, 2; ramollissements du corps vitré, 3; iritis, 1; glaucomes chroniques, 2; scléro-choroïdite postérieure au troisième degré, avec perte totale de la vision, 1; leucome simple périphérique, 1.

9° *Marche :* choroïdites suppuratives, 5, dont 1 pour cause traumatique et 1 autre à la suite d'une fièvre intermittente; iritis, 4; synéchies antérieures, 7; irido-choroïdite, 1; conjonctivites simples, 2; idem catarrhales, 3.

10° *Terminaison :* vision satisfaisante, 78; idem médiocre, 5; idem nulle par altération des membranes internes, 3; cataractes pseudo-membraneuses, 3, dont 1 fut opérée et le résultat fut satisfaisant; atrésie de la pupille, 1; atrophies de l'œil, 8, dont 2 pour hémorrhagie intra-oculaire arrivée après l'opération, 1 pour cause traumatique et 1 à la suite d'une fièvre intermittente. Il s'ensuit que 4 insuccès sont dus à des cas imprévus et de force majeure.

Conclusion : cataractes opérées, 97; insuccès complets et irrémédiables, 8; succès opératoires, 89.

Pour trois de celles-ci, nécessité d'une seconde opération.

EXTRACTION LINÉAIRE EXTERNE COMBINÉE

MALADES INTERNES

1° *Individus cataractés :* 84.

2° *Profession :* laboureurs ou paysans, 27; cochers, 2; officier, 1; ouvriers, 3; cordonniers, 5; fabricants de macaroni, 3; hommes de lettres, 3; machinistes, 2; maçons, 4; chevrier, 1; tailleurs, 4; marins, 2; tisserand, 1; employé de douane, 1; professeur de littérature, 1; valet de chambre, 1; peintre, 1; greffier, 1; avocat, 1; marchands, 2; fabricant de boîtes, 1; docteurs en médecine, 2; marchand de poissons, 1; artificier, 1; boucher, 1; tonnelier, 1; fruitier, 1; menuisier, 1; gardien d'archives, 1; gantier, 1; marchand de morue sèche, 1; muletier, 1; employé, 1; sans profession, 4.

3° *Age :* 65 ans, 3; 47 ans, 2; 53 ans, 2; 72 ans, 2; 45 ans, 2; 60 ans, 4; 23 ans, 1; 48 ans, 5; 56 ans, 3; 42 ans, 3; 62 ans, 4; 58 ans, 3; 67 ans, 2; 36 ans, 4; 60 ans, 1; 70 ans, 4; 33 ans, 2; 50 ans, 2; 57 ans, 2; 54 ans, 2; 12 ans, 1; 25 ans, 2; 32 ans, 1; 55 ans, 2; 35 ans, 1; 46 ans, 2; 75 ans, 2; 51 ans, 2; 81 ans, 1; 63 ans, 1; 61 ans, 1; 39 ans, 1; 52 ans, 3; 37 ans, 1; 69 ans, 1; 78 ans, 1; 59 ans, 2; 64 ans, 2; 66 ans, 1; 13 ans, 1; 41 ans, 1; 68 ans, 1; 49 ans, 1.

4° *État civil :* mariés, 71; célibataires, 8; veufs, 5.

5° *Cataractes opérées :* 129, dont 2 à leur commencement; 4 incomplètes; 90 aux deux yeux; 39 à un seul œil. Consistance : cataractes molles, 19; dures, 22; mixtes, 70; capsulo-lenticulaires, 2; semi-liquides, 2; congénitales, 2 ; molles régressives, 2 ; noires, 7 ; traumatiques, 3.

6° *Accidents pendant l'opération :* sortie de l'humeur vitrée pour la quantité d'un quart, 1 ; d'une moitié, 6 ; de deux tiers, 1 ; sortie totale, 1.

7° *Accidents après l'opération :* 0.

8° *Complications :* néphélions centraux, 3 ; conjonctivites catarrhales, 4 ; ectropions sarcomateux, 2 ; arcs séniles très-larges, 2 ; ectasie de la cornée, 1 ; humeurs vitrées ramollies et très-troubles, 6 ; irido-choroïdite, 1 ; iritis, 1 ; synéchies postérieures, 8 ; commencement d'atrophie de l'œil, 1 ; vision nulle ou presque nulle par altération des membranes internes, 7.

9° *Marche :* phlegmons oculaires, 2; iritis, 17 ; irido-choroïdite, 1 ; conjonctivites purulentes, 2.

10° *Terminaison :* Vision satisfaisante, 95; idem médiocre, 13 ; idem très-médiocre, 1 ; idem nulle ou presque nulle, 7; atrophies complètes de l'œil, 5; idem incomplète, 1; atrésies de la pupille, 2 ; cataractes pseudo-membraneuses complètes, 3 ; idem incomplètes, 2.

Conclusion : cataractes opérées : 129.

Insuccès complets et irrémédiables : 6.

Succès opératoires : 123.

Pour 7 de celles-ci nécessité d'une seconde opération.

EXTRACTION LINÉAIRE EXTERNE SIMPLE

MALADES EXTERNES

1° *Individus cataractés :* 13. — Hommes, 6 ; femmes, 7.

2° *Profession :* laboureur, 1; prêtres, 2; forgeron, 1; femmes de ménage, 6; sans profession, 3.

3° *Age :* 12 ans, 1 ; 42 ans, 1 ; 30 ans, 1 ; 40 ans, 3 ; 52 ans, 1 ; 39 ans, 1 ; 56 ans, 1 ; 60 ans, 1 ; 71 ans, 1 ; 13 ans, 1 ; 66 ans, 1.

4° *État civil :* mariés, 8 ; célibataires, 4 ; veuf, 1.

5° *Cataractes opérées :* 21, dont 3 incomplètes, 16 aux deux yeux, 5 à un seul œil. Consistance : cataractes molles, 5 ; idem dures, 1 ; idem mixtes, 12 ; idem capsulo-lenticulaire, 1 ; traumatiques, 2.

6° *Accidents pendant l'opération :* cataracte tombée dans le fond de l'œil, 1 ; procidence de l'iris, 1 ; sortie de l'humeur vitrée pour la quantité d'un tiers, 1 ; idem de deux tiers, 5.

7° *Accidents après l'opération :* 0.

8° *Complications :* vision nulle, 2 ; décollements de la rétine, 2 ; synéchie postérieure, 1 ; iritis, 1 ; ramollissements du corps vitré, 5.

9° *Marche :* phlegmons oculaires, 3.

10° *Terminaison :* vision satisfaisante, 16 ; idem nulle pour décollement de la rétine, 2 ; atrophies de l'œil, 3.

Conclusion : cataractes opérées : 21.

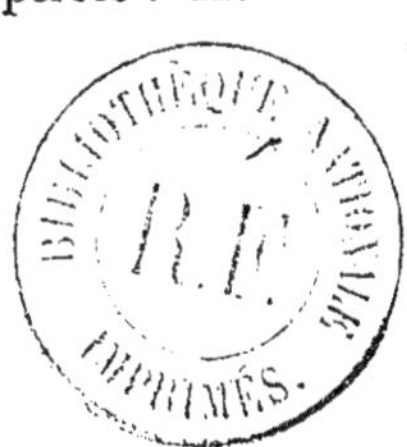

Insuccès incomplets et irrémédiables : 3.
Succès opératoires : 18.

EXTRACTION LINÉAIRE EXTERNE COMBINÉE

MALADES EXTERNES

1° *Individus cataractés :* 35. — Hommes, 10 ; femmes, 25.

2° *Profession :* marchand de tabac, 1 ; berger, 1 ; paysans, 2 ; cocher, 1 ; employé, 1 ; prêtres, 2 ; restaurateur, 1 ; étudiant, 1 ; propriétaires, 2 ; femmes de ménage, 10 ; paysannes, 9 ; couturière, 1 ; tisserand, 1 ; blanchisseuse, 1 ; sans profession, 2.

3° *Age :* 74 ans, 1 ; 72 ans, 2 ; 42 ans, 2 ; 60 ans, 3 ; 52 ans, 1 ; 47 ans, 1 ; 20 ans, 1 ; 57 ans, 1 ; 14 ans, 1 ; 43 ans, 1 ; 65 ans, 2 ; 50 ans, 1 ; 55 ans, 1 ; 40 ans, 1 ; 62 ans, 1 ; 53 ans, 1 ; 29 ans, 1 ; 46 ans, 1 ; 54 ans, 1 ; 68 ans, 1 ; 51 ans, 2 ; 58 ans, 2 ; 50 ans, 1 ; 37 ans, 1 ; 64 ans, 1 ; 30 ans, 1 ; 18 ans, 1 ; 47 ans, 1.

4° *État civil :* mariés, 28 ; célibataires, 4 ; veufs, 2 ; fille, 1.

5° *Cataractes opérées :* 53, dont 1 incomplète, 36 aux deux yeux, 17 à un seul œil. Consistance : cataractes molles, 11 ; idem dures, 8 ; idem mixtes, 30 ; molle régressive, 1 ; noire, 1 ; traumatiques, 2.

6° *Accidents pendant l'opération :* sortie de l'humeur vitrée pour la quantité d'un tiers, 2 ; idem d'une moitié, 1 ; idem totale, 2.

7° *Accidents après l'opération:* hémorrhagie intra-oculaire, 1.

8° *Complications :* synéchie postérieure, 1 ; scléro-choroïdite postérieure au 3e degré, 1; humeur vitrée très-trouble, 1 ; idem ramollie, 3 ; vision nulle, 1.

9° *Marche :* conjonctitives purulentes, 2; idem catarrhale, 1 ; iritis, 8 ; choroïdites suppuratives, 5.

10° *Terminaison :* vision satisfaisante, 34 ; idem médiocre, 7, dont 4 pour exsudations plastiques sur le champ pupillaire; idem nulle, 1 ; atrophie de l'œil, 7. Parmi ces 7 insuccès, un est dû à une hémorrhagie intra-oculaire à la suite des efforts de vomissement, à cause d'excès de nourriture ; un second pour cause traumatique et un troisième pour conjonctitive purulente. Cataracte pseudo-membraneuse, 1. Résultats inconnus, 3.

Conclusion : cataractes opérées : 53.

Insuccès complets et irrémédiables : 7.

Succès opératoires : 46.

Pour 1 de celles-ci nécessité d'une seconde opération, et peut-être aussi pour les trois cas inconnus.

EXTRACTION LINÉAIRE EXTERNE SIMPLE

MALADES OPÉRÉS EN VILLE

1° *Individus opérés* : 18. — Hommes, 10 ; femmes, 8.

2° *Profession :* prêtre, 1 ; cultivateur, 1 ; cordonnier, 1 ; propriétaires, 10; sous lieutenant de vétérans, 1; charron, 1; avocat, 1 ; officier, 1 ; étudiant, 1.

3° *Age :* 57 ans, 2; 40 ans, 1; 56 ans, 1; 49 ans, 2; 55 ans, 1; 59 ans, 1; 54 ans, 2; 16 ans, 2; 70 ans, 2; 60 ans, 1; 78 ans, 1; 48 ans, 1; 38 ans, 1.

4° *État civil :* mariés, 11; célibataires, 5; veuves, 2.

5° *Cataractes opérées :* 27, dont 18 aux deux yeux, 9 à un seul œil. Consistance : cataractes molles, 3; idem dures, 13; idem mixtes, 11.

6° *Accidents pendant l'opération :* sortie totale de l'humeur vitrée, 5.

7° *Accidents après l'opération :* 0.

8° *Complications :* exophthalmos naturels, 2; synéchie postérieure, 1; ramollissements du corps vitré, 3; décollement de la rétine, 1; choroïdite exsudative, 1; néphélion central, 1.

9° *Marche :* conjonctitives catarrhales, 2.

10° *Terminaison :* vision satisfaisante, 24; idem médiocre, 2; idem très-médiocre, 1.

Conclusion : cataractes opérées : 27.

Succès opératoires : 27.

EXTRACTION LINÉAIRE EXTERNE COMBINÉE

MALADES OPÉRÉS EN VILLE

1° *Individus opérés :* 13. — Hommes, 9; femmes, 4.

2° *Profession :* propriétaires, 12; imprimeur, 1.

3° *Age :* 64 ans, 2; 55 ans, 2; 30 ans, 1; 40 ans, 1;

58 ans, 1; 17 ans, 1; 67 ans, 1; 62 ans, 1; 38 ans, 1; 45 ans, 2.

4° *État civil :* mariés, 9; célibataires, 3; veuve, 1.

5° *Cataractes opérées :* 20, dont 14 aux deux yeux, 6 à un seul œil. Consistance : cataractes molles, 2; idem dures, 4; idem mixtes, 11; idem liquides (de Morgagni), 1; capsulo-lenticulaires, 2.

6° *Accidents pendant l'opération :* 0.

7° *Accidents après l'opération :* 0

8° *Complications :* 0.

9° *Marche :* 0.

10° *Terminaison :* vision satisfaisante, 16; idem médiocre, 4.

Conclusion : cataractes opérées 20.
Succès opératoires : 20.

RÉSUMÉ GÉNÉRAL

1° *Nombre total des cataractes opérées :* 391. Naissantes, 2; incomplètes, 10; aux deux yeux, 260; à un œil, 131. — Consistance : cataractes molles, 75; idem dures, 88; idem mixtes, 174; idem liquides (de Morgagni), 8; congénitales, 6; glaucomatenses, 2; capsulo-lenticulaires, 5; semi-liquides, 2; molles régressives, 3; arides siliqueuses, 2; noires, 9; verte, 1; traumatiques, 16.

2° *Accidents pendant l'opération :* Sortie de l'humeur vitrée pour la quantité d'un quart, 1; idem d'un tiers, 3; idem d'une moitié, 2; idem de deux tiers, 8; sortie totale, 13. — Cataractes qui ne sont pas sorties complétement, 2; cataracte tombée au fond de l'œil, 1; procidence de l'iris, 1.

3° *Accidents après l'opération :* Choc d'un œil contre un fer de lit, 1; hémorrhagies intra-oculaires, 3; coup d'un oreiller sur l'œil, 1.

4° *Complications :* Conjonctivites catarrhales, 4; idem granuleuses, 4; blépharites ciliaires, 2; leucomes simples périphériques, 1; néphélions centraux, 4; ectropions sarcomateux, 2; arcs séniles très-larges, 2; ectasie de la cornée, 1 ; iritis, 3 ; glaucomes chroniques, 2 ; scléro-chroroïdite postérieure au 3e degré avec perte totale de la vision, 1 ; scléro-choroïdite postérieure au 3e degré, 1 ; irido-choroïdite, 1 ; synéchies postérieures, 12 ; décollements de la rétine, 3 ; humeur vitrée ramollie et très-trouble, 7 ; humeur vitrée ramollie, 14 ; commencement d'atrophie de l'œil, 1 ; vision nulle ou presque nulle par l'altération des membranes internes, 10 ; ocrhoïdite exsudative, 1 ; exophthalmos naturels, 2.

5° *Marche :* Conjonctivites simples, 2 ; idem catarrhales, 10 ; idem granuleuses, 2 ; idem purulentes, 4 ; iritis, 33 ; synéchies antérieures, 9 ; choroïdites suppuratives, 16 ; irido-choroïdites, 2 ; fièvre typhoïde, 1.

6° *Terminaison :* Vision satisfaisante, 302 ; idem médiocre, 32 ; idem très-médiocre, 2 ; idem nulle ou presque nulle, à cause de l'altération des membranes internes, 14 ; atrophie de l'œil, 25 ; idem incomplète, 1 ; cataractes pseudo-membraneuses complètes, 8 ; idem incomplètes, 3 ; atrésie de la pupille, 3. Résultats inconnus, 3.

Conclusion : Cataractes opérées : 391.

Insuccès complets et irrémédiables : 26.

Succès opératoires : 365.

Pour 13 de celles-ci, nécessité d'une seconde opération, et peut-être aussi pour les trois cas inconnus.

Voilà quel est le résultat de l'extraction linéaire externe de la cataracte. Cependant, je ferai remarquer qu'il faudrait retrancher du nombre des yeux perdus tous ceux qui ont succombé à des accidents imprévus et qu'à la Clinique j'ai opérés dans des cas désespérés.

Enfin, comme par ce procédé j'ai obtenu jusqu'ici de bons résultats, je me propose de l'employer toujours lorsque j'opérerai en ville.

FIN.

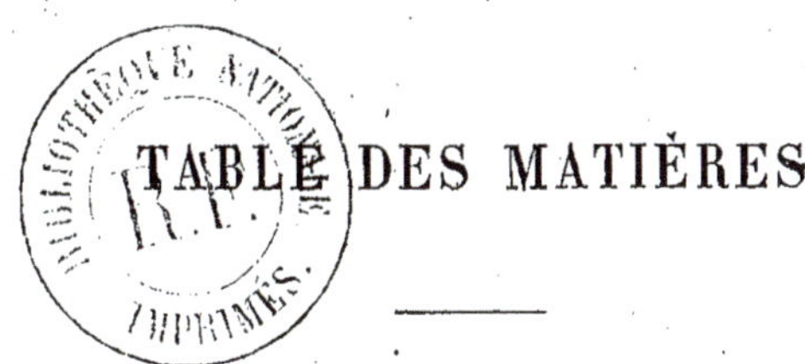

TABLE DES MATIÈRES

Mémoire sur l'extraction linéaire externe simple et combinée de la cataracte 1

Opération sur l'œil gauche 7

Nécessité d'un kératotome large 18

Extraction linéaire simple. — Malades opérés à la Clinique pendant l'année 1865. (Malades internes) 21

Extraction linéaire externe simple. (Malades internes) 26

Extraction linéaire externe simple. (Malades internes. (Femmes). 43

Extraction linéaire externe combinée. (Malades internes). . . 44

Extraction linéaire externe simple. — Malades externes opérés dans la Clinique. (Hommes) 66

Extraction linéaire externe combinée 68

Extraction linéaire externe simple. — Malades externes. (Femmes) 72

Extraction linéaire externe combinée 74

Extraction linéaire externe simple. — Malades opérés en ville. (Hommes) 81

Extraction linéaire externe combinée 85

Extraction linéaire externe simple. (Femmes) 87

Extraction linéaire externe combinée 89

Résumé. — Extraction linéaire simple externe, sans la capsule. — Malades internes 91

Extraction linéaire externe simple, sans la capsule. — Malades externes. 92
Extraction linéaire externe simple, avec la capsule. — Malades internes. 93
Extraction linéaire externe combinée. — Malades internes. . . 95
Extraction linéaire externe simple. — Malades externes. 97
Extraction linéaire externe combinée. — Malades externes. . . 98
Extraction linéaire externe simple. — Malades opérés en ville. . 99
Extraction linéaire externe combinée. — Malades opérés en ville. 100
Résumé général. 102

FIN DE LA TABLE DES MATIÈRES.

PARIS. — IMPRIMERIE DE E. MARTINET, RUE MIGNON, 2

www.ingramcontent.com/pod-product-compliance
Ingram Content Group UK Ltd.
Pitfield, Milton Keynes, MK11 3LW, UK
UKHW021547260726
13993UKWH00002B/691

9 782329 156873